授業を活性化するLTD

協同を理解し実践する紙上研修会

安永 悟　久留米大学文学部教授・教育心理学

医学書院

授業を活性化するLTD―協同を理解し実践する紙上研修会

発　　行	2019年9月15日　第1版第1刷Ⓒ
	2024年3月1日　第1版第2刷

著　者　　安永　悟（やすなが　さとる）

発行者　　株式会社　医学書院
　　　　　代表取締役　金原　俊
　　　　　〒113-8719　東京都文京区本郷 1-28-23
　　　　　電話　03-3817-5600(社内案内)

印刷・製本　三美印刷

本書の複製権・翻訳権・上映権・譲渡権・貸与権・公衆送信権(送信可能化権を含む)は株式会社医学書院が保有します.

ISBN978-4-260-03941-3

本書を無断で複製する行為(複写,スキャン,デジタルデータ化など)は,「私的使用のための複製」など著作権法上の限られた例外を除き禁じられています.大学,病院,診療所,企業などにおいて,業務上使用する目的(診療,研究活動を含む)で上記の行為を行うことは,その使用範囲が内部的であっても,私的使用には該当せず,違法です.また私的使用に該当する場合であっても,代行業者等の第三者に依頼して上記の行為を行うことは違法となります.

JCOPY　〈出版者著作権管理機構　委託出版物〉

本書の無断複製は著作権法上での例外を除き禁じられています.複製される場合は,そのつど事前に,出版者著作権管理機構(電話 03-5244-5088, FAX 03-5244-5089, info@jcopy.or.jp)の許諾を得てください.

まえがき

　本書では，LTD授業モデルによる授業の活性化について学ぶことができます。学校や大学における教育の中心的活動は授業です。授業が変われば学生が変わり，学校や大学が変わります。それだけに，どのような考え方と技法を用いて授業を計画し実践するか，大きな課題となります。

　協同学習に依拠したLTD（Learning Through Discussion：話し合い学習法）は理想的な読解法であり，学習法です。論理的な思考力や言語技術の育成，コミュニケーション力や対話力の向上，さらには「協同の精神」に基づくチームワーク能力の育成に効果的です。近年その有効性と汎用性の高さが認められ，専門学校や大学の初年次教育を中心に，教育内容の専門性を超えて，多くの授業に広がりを見せています。

　このLTDを中核に据えた授業モデル（LTD授業モデル）は，教育の質を保証する授業づくりの枠組みとして使えます。本モデルは，高大接続教育や初年次教育の充実，初年次教育とその後の教養教育や専門教育との有機的な接続，さらには高等教育から地域・社会への移行を考える際の手がかりとなります。

■ **内容**

　本書の主な内容は次の通りです。
　　① 学びの場づくり　　　　　　② 教育の目的と方法
　　③ 協同学習の考え方　　　　　④ LTD話し合い学習法
　　⑤ 分割型LTDの体験　　　　　⑥ LTD授業モデル

　本書では，LTD以外に次の技法を取り上げます。
　　①「傾聴」と「ミラーリング」
　　②「ラウンドロビン」と「シンク＝ペア＝シェア」
　　③「ジグソー学習法」と「特派員」

　また，授業で活用できる便利な「ガイド」も紹介します。主な内容は次の通りです。
　　① 対話を促す座席配置　　　　② グループ編成と再編
　　③ 自己紹介による仲間づくり　④ 指示の出し方
　　⑤ 3色ボールペンによる読解　⑥ 机間巡視の方法
　　⑦ 活動の切り替え法　　　　　⑧ 質問の3秒ルール
　　⑨ 授業記録紙の工夫　　　　　⑩ 授業通信の編集と活用

　さらには，LTD授業モデルの実践例として，大学での学び方や文章作成法を指導する初年次教育科目の実践例と，探究型学習法の代表格であるPBL（問題解決型学習）を組み込んだ大学授業の実践例も簡単に紹介します。

まえがき

■ 対象者

　本書は協同学習やLTDに興味関心をもつすべての方々を対象としています。協同学習やLTDの知識がなくても理解できます。もちろん協同学習やLTDの既修者や，すでに授業に取り入れている実践者にとっても多くの学びが期待できます。

　本書で紹介するLTD授業モデルは，主に専門学校や大学における授業実践のなかで編み出されました。したがって高等教育にかかわる教師にとっては馴染み深いものとなっています。しかし，その内容は高等教育に留まるものではありません。小学校から高校までの授業づくりにも活用できます。

　特に高校の先生方には，ぜひともLTD授業モデルの世界を知ってもらいたいと思います。本書が強く意識している高大接続教育の一方の主役は高校教師です。高校教師と大学教師がLTD授業モデルに基づく授業づくりを共に展開することにより，授業レベルでの実質的かつ実践的な高大接続教育が実現します。今年度から高校で本格的に動き出す「総合的な探究の時間」は高等教育との接続を加速する重要な科目です。この授業づくりにおいてもLTD授業モデルは大きな力を発揮します。

　授業づくりによる接続教育という観点からいえば，高校教育を支える小学校や中学校での授業づくりにもLTD授業モデルは効果的です。そういう意味で本書は学校教育にかかわるすべての教師にとって参考になります。

■ 研修会参加の勧め

　協同学習やLTDの実践は教師自身の体験が前提となります。「知っている」と「できる」は違います。知識として知っていても体得していなければ使えません。繰り返し体験することで協同学習やLTDの本質が少しずつ見えてきます。関係する書籍を読んで1人で学ぶだけでは，どうしても不十分です。ぜひとも機会を見つけて研修会に参加することをお勧めします。そこでは，書物では到底味わうことができない経験知が得られます。また，新たな仲間との出会いがあり，学びへの動機づけが高まります。研修での体験をきっかけに，同僚教師と一致協力して日々の授業づくりに取り組むことで，組織としての教育改革が期待できます。

　私自身，研修会の講師として招かれることが少なからずあります。参加者と直接お会いし，協同学習やLTDを共に学ぶことで，いつも新たな学びがあります。研修がきっかけとなり交流が始まることもあります。対面しての積極的な交流は協同学習の基本です。近い将来，読者の皆さんと研修会場でお目にかかれることを楽しみにしています。

■ 紙上研修会の利点

　私は研修会の有効性を高く評価していますが，研修会に対して残念に思うこともあります。それは時間的制約と物理的制約です。

　研修会には当然ながら時間の制約があります。一般的な研修会だと2時間から3時間が中心です。与えられた時間を最大限に活用するために，そのときどきの参加者を考慮して，研修内容を吟味し，エッセンスを効率よく伝える工夫を重ねています。し

かしながら，伝えたい内容をすべて盛り込むことはできません。研修はきっかけに過ぎないと割り切ればそれで済むことです。しかし，対面交流の豊かさを体感している私としては，時間が許す限り対面で一緒に学びたいという思いがあります。そのために2時間や3時間の研修時間では不十分です。

　研修会には開催地や参加条件という物理的な制約もあります。どうしても開催地は限られます。会場が遠ければ参加は難しくなります。また，研修会には参加条件があります。特にグループワークを含む小規模な研修会では参加条件が厳しく，人数制限もあります。私の研修会では多くても50人程度がベストです。100人前後でも一定の水準を保つことはできます。しかし，それ以上になると私1人での指導では厳しいものがあります。

　研修会の時間的・物理的制約を解決するためにインターネットの使用も考えられます。随分と技術が進歩して，インターネットを介したシステムにより，多くの人が同時に学べるようになりました。私も何度か経験があります。しかしながら，対面に比べて講師である私の思いが伝わりにくく，誤解を招きやすいという現実があります。また，参加者同士の交流は極端に制約されたものになります。いずれ科学技術が解決してくれるとは思いますが，現時点では難しさを感じています。

　そこで考えたのが紙上研修会です。私がこれまで実践してきた教師向けの研修を，読者の皆さんを参加者に見立てて紙上で再現するという試みです。紙上ですので，先に述べた時間的制約も物理的制約も基本的にはありません。伝えたい内容を体系的かつ系統的に伝えられます。また，研修を展開している講師の私が，そのときどきになにを手がかりに，なにを考え，なにを意図して，どのように振る舞っているのか，私の振る舞いの背後にある意図を，タイミングよく盛り込むことができます。これは紙上研修会ならではの大きな利点です。また，読者の皆さんにとっては，本を読むという感覚よりも，研修に参加しているという感覚で，協同学習やLTDなどの考え方や技法だけでなく，指導者の心構えや具体的な振る舞い方，話し方などを自分のペースで，必要なだけ時間をかけて詳細に吟味できます。

　一方，紙上研修会の欠点は，共に学び合う仲間が隣にいないということです。ぜひとも本書での学びを前提に，実際の研修会に参加してください。研修に参加する前に本書を読めば理解の枠組みになります。研修に参加したあとに読めば研修の振り返りになります。研修での体験を経験知へと昇華するために本書を活用していただければと思います。

　これらの特性を活かした紙上研修会が，1人でも多くの方々にとって，協同学習やLTDの体験的な理解の一助となることを期待しています。

■ 本書の工夫

　紙上研修会の臨場感を高め，期待した研修効果を得るために，本書で試みた工夫を次に列記します。

●スライドの活用

　実際の研修会で使っているスライドをできるだけ多く載せました。むろん，これま

まえがき

でのスライドをそのまま掲載したのではありません。すべて再度吟味し，必要に応じて修正を加えたスライドです。

スライドを用いた説明は実際の研修と同じように，まずスライドを「掲示」し，その後に「説明」を加えました。「説明」を読むとき，常に直前に「掲示」したスライドを意識しながら読み進めてください。

スライドは2種類あります。研修内容の理解を促す「説明スライド」と，研修内の活動を示す「指示スライド」です。説明スライドを手がかりに必要事項を説明します。そのうえで指示スライドを用いて具体的な活動を指示します。

スライドに関して1つ残念なことがあります。それは紙上研修会ではスライドのアニメーション機能をうまく再現できないことです。アニメーションのつくり込みは実際の研修会に参加した折りにでも楽しんでください。

● 時間表記

本書では2種類の時間表記を採用しています。1つは1コマ90分を意識した時間表記であり，もう1つは研修内容ごとに配分した時間の表記です。

私の実際の研修会では，大学での一般的な授業を参考に1コマ90分を単位として構成しています。そこで本書でも1コマ90分の時間枠を採用し，その時間経過を示しました。加えて，研修で取り上げる内容ごとに大まかな所要時間を明記しました。研修内容ごとの時間配分を明記することで，実際の研修が展開するスピードを意識してもらいたいと思います。

ときに，90分の時間枠にひとまとまりの研修内容が収まりきらないこともあります。そのときは，90分の時間枠をまたぐ形で，研修内容を分割することもあります。この辺は実際の授業と同じです。

本書で採用した2種類の時間表記を参考にして，本書で紹介した研修内容を自分の授業で実践する際の目安にしていただければと思います。

● 時計マーク⏰の使用

実際の研修では，協同学習の基本的な技法であるラウンドロビン（RR）やシンク＝ペア＝シェア（TPS）を中心としたグループ活動を繰り返します。その際，活動内容を示す「確認タイム」や「検討タイム」といった指示スライドを会場に映し出します。指示スライドを手がかりに具体的な活動を講師が指示し，参加者が活動します。これらの活動を紙上で表現するために，本書では⏰マークを使い，次のルールに従って表現しました。その基本形が ⏰ (参加者の活動)：(講師の活動) です。「：」より前が参加者の活動内容で，後が講師の活動内容です。たとえば ⏰ 個人思考1分：時間計測 は，参加者は個人で1分間考え，講師は時間を計る，ということを表します。より詳細な表記も使いました。次の例を見てください。

 「沈黙について理解する」RR（個人30秒，集団4分，1番から）：机間巡視

これは，活動の目的(沈黙について理解する)と活動の技法(RR：ラウンドロビン)を表したうえで，具体的な活動として30秒の個人思考と4分の集団思考を示しています。その後の「1番から」は集団思考で最初に発言する人として講師が指名する人をさします。「：」のあとは講師の活動(机間巡視)です。講師の活動は省略することもあります。そのときどきに応じて表現方法は若干違いますが，研修の流れにそって表記しますので，十分にご理解いただけると思います。

● グループワークの実践
　「指示スライド」であれ，⏰マークであれ，グループワークの指示があったら立ち止まり，指示に従って活動することをお勧めします。一緒に学べる仲間がいれば，グループワークの指示にそって意見交換すると大きな効果が期待できます。1人で読み進める場合でも，気心の知れた仲間との対話を想像し，どのような意見が飛び出し，どのように対話が展開するかを予測するのも面白い読み方になります。

● コラム
　本研修の内容や指導法に関連した話題をコラムとして掲載しました。取り上げた話題は，私が研修や授業を計画したり，実践したりするときに，意識する内容であり，私の授業づくりに少なからず影響を与えている内容です。

● キーポイント
　本書では研修や授業を展開するうえで私が意識している点やちょっとした秘訣などのキーポイントを，その都度，脚注として挿入しました。

● イラスト
　研修の具体的な場面をイメージしやすくするために，イラストを用いました。「百聞は一見にしかず」です。

● 写真
　研修中の休み時間を知らせるために写真を用いています。使用している写真はすべて私のオリジナルです。

謝辞

　LTD話し合い学習法との出会いは平成6(1994)年の秋でした。あれから25年，四半世紀が過ぎようとしています。元号も平成から令和に変わりました。平成に出会い，慈しんできたLTDを，令和に伝え，行く末のさらなる展開を託して，この時代の節目に本書を上梓できることを大変嬉しく思っています。

　平成の25年間，LTDによる授業づくりを続けるなかで，協同学習を知り，協同学習を愛する素晴らしい仲間と出会いました。仲間との交流を通して，私の活動範囲は一挙に広がりました。日本協同教育学会や初年次教育学会，日本教育心理学会を中心とした学会活動，勤務大学で長年続けてきた「授業づくり研究会」や「協同教育フェスタ」，全国各地での研修や講演，学校現場での授業改善などを通して，研究の輪が広がり，実践の輪が広がりました。

　LTDとの出会いにより，私の人生はこのうえなく豊かなものになりました。LTDを共に学び，共に実践し，その成果を共に喜び合った仲間に本書の出版をご報告し，感謝の気持ちをお伝えします。そして本書を通して，さらに多くの皆さんとの出会いを心より楽しみにしています。

　令和はこれまで以上に先行きが読めない不確定な時代になると予見されます。これからの時代を豊かに過ごし，すべての人が平和で幸せに暮らせる人間尊重社会の実現に貢献できる人材の育成が強く求められています。この点に関して，本書が少しでも役立つことができれば，これほど嬉しいことはありません。

　本書の出版にあたり多くの皆様からご助力をいただきました。まず，医学書院看護出版部の藤居尚子さんと大野学さんには大変お世話になりました。昨今のe-Learningの時代に，紙上研修会という前近代的でアナログ的な提案を真摯に受けとめ，検討していただきました。お二人のご理解とご支援なくして本書が日の目を見ることはありませんでした。また，本書のイラストは私の研究室出身の山田慧美さん(宮崎県立みなみのかぜ支援学校)に作成をお願いしました。加えて，本書の出版を支えていただいたすべての方々に，この場をお借りして，心よりお礼申し上げます。ありがとうございました。

　　　　　　　　　　　　　　　　　　　令和元年皐月(2019年5月1日)　　著者

目次

まえがき …………………………………………………………………… iii
謝辞 ………………………………………………………………………… viii
「LTD研修会」開催のご案内 ……………………………………………… xii

プロローグ …………………………………………………………… 1

Ⅰ 研修への導入　3

1. 挨拶 ……………………………………………………………………… 3
2. 研修の目的 ……………………………………………………………… 5
3. LTD授業モデルの紹介 ………………………………………………… 6
4. 研修の内容と構成 ……………………………………………………… 7

Ⅱ 学びの場づくり　10

1. グループ編成 …………………………………………………………… 11
2. 環境整備・座席配置 …………………………………………………… 14
3. 仲間づくり ……………………………………………………………… 15
　(1) 自己紹介の方法 …………………………………………………… 15
　(2) 自己紹介の実践 …………………………………………………… 17
　(3) 手挙げの効果 ……………………………………………………… 20
4. 学び合いの基礎基本 …………………………………………………… 21
　(1) 傾聴とミラーリング ……………………………………………… 22
　(2) 協同学習の基本構造 ……………………………………………… 31
　(3) 関連づけ …………………………………………………………… 34
　(4) 雰囲気づくりと配慮 ……………………………………………… 36

Ⅲ 教育の目的と方法　37

1. 求められる人材 ………………………………………………………… 38
2. 協同実践 ………………………………………………………………… 40
3. これからの教育 ………………………………………………………… 44

Ⅳ 協同学習の考え方　47

1. 協同の学習観 …………………………………………………………… 50

ix

- **2 協同学習の定義と効果** …………………………………………… 51
  - (1) 協同学習の定義 ……………………………………………… 51
  - (2) 協同学習の効果 ……………………………………………… 54
- **3 協同の精神** ………………………………………………………… 57
  - (1) 協同学習の心構え …………………………………………… 57
  - (2)「協同の精神」の定義 ………………………………………… 58
  - (3)「協同の精神」による学び …………………………………… 60
  - (4) 協同の意義 …………………………………………………… 61
- **4 協同学習の基本要素** …………………………………………… 63
  - (1) ジグソー学習法 ……………………………………………… 65
  - (2) ジグソーで学ぶジョンソンの基本要素 …………………… 66

Ⅴ 1日目の振り返り　71

- **1 1日目の内容確認** ……………………………………………… 72
- **2 授業記録紙** ……………………………………………………… 73

事前準備（2日目）　77

- **1 グループの位置と座席の変更** ………………………………… 77
- **2 授業通信** ………………………………………………………… 78

Ⅵ 導入・授業通信　79

- **1 挨拶** ……………………………………………………………… 79
- **2 手挙げの終了** …………………………………………………… 81
- **3 研修目的と内容** ………………………………………………… 81
- **4 授業通信** ………………………………………………………… 84
  - (1) 授業通信の読解 ……………………………………………… 84
  - (2) 技法「特派員」の体験 ………………………………………… 88

Ⅶ LTD話し合い学習法　91

- **1 LTDの基本事項** ………………………………………………… 92
- **2 LTD過程プラン** ………………………………………………… 94
- **3 ジグソーで学ぶLTD** …………………………………………… 96
  - (1) ジグソー学習法の実践 ……………………………………… 96
  - (2) ステップ5と6の区別 ……………………………………… 99

Ⅷ 分割型LTDの体験　102

- **1 分割型LTDの特徴** …………………………………………… 104
- **2 LTDの体験的理解** …………………………………………… 105

IX　LTD 授業モデル　114

1. LTD 授業モデルの特徴 …………………………………… 115
2. 実践・LTD による文章作成 ……………………………… 117
3. 実践・LTD 基盤型 PBL …………………………………… 119

X　全体の振り返り　123

1. 研修全体の振り返り ………………………………………… 123
2. 仲間への感謝 ………………………………………………… 125

エピローグ ………………………………………………………… 127

あとがき …………………………………………………………… 129
引用文献 …………………………………………………………… 133
資料 ………………………………………………………………… 135
索引 ………………………………………………………………… 153

Column 一覧

- 1-1：参加者数 …………………………… 4
- 1-2：学びの見通し ……………………… 9
- 2-1：社会認知的葛藤 …………………… 13
- 2-2：心のノート ………………………… 26
- 2-3：ミラーリングの応用 ……………… 29
- 3-1：トヨタの「カイゼン」 …………… 42
- 3-2：総合的な探究の時間 ……………… 43
- 3-3：久留米大学医学科の教育目標 …… 45
- 3-4：アクティブラーニングの定義 …… 46
- 4-1：質問への対応 ……………………… 48
- 4-2：「きょうどう」の漢字 …………… 53
- 4-3：社会的スキル訓練（SST）………… 56
- 4-4：協同の認識 ………………………… 59
- 4-5：ケーガンの基本要素 ……………… 70
- 5-1：授業記録紙の質問項目 …………… 74
- 6-1：授業通信の作成 …………………… 78
- 6-2：不在者への配慮 …………………… 80
- 6-3：対話中心授業 ……………………… 87
- 7-1：LTD を支える理論 ………………… 94
- 8-1：LTD ミーティング中の留意点 …… 113
- 9-1：PBL の基本的な流れ ……………… 120

資料一覧

- 資料 1-1：研修計画：日程と内容 ……… 135
- 資料 4-1：協同学習の基本要素 ………… 136
- 資料 5-1：授業記録紙 …………………… 137
- 資料 6-1：授業通信（1号）……………… 139
- 資料 6-2：授業通信（2号）……………… 143
- 資料 7-1：LTD 解説資料 ………………… 147
- 資料 8-1：LTD 課題文 …………………… 151

「LTD 研修会」開催のご案内

協同教育研究所「結風」
代表　安永　悟（久留米大学）

　このたび，協同教育研究所「結風」が主催する「LTD 研修会」を，下記の要領で開催することになりました。多くの皆様の参加をお待ちしています。

記

1. 研修テーマ：「授業を活性化する LTD ─協同の理解と実践─」

2. 研修内容：
《1 日目》　　1. 研修への導入　　2. 学びの場づくり
　　　　　　　3. 教育の目的と方法　4. 協同学習の考え方
　　　　　　　5. 1 日目の振り返り

《2 日目》　　6. 導入・授業通信　　7. LTD 話し合い学習法
　　　　　　　8. 分割型 LTD の体験　9. LTD 授業モデル
　　　　　　　10. 全体の振り返り

3. 日　　時：2019 年 5 月 1 日（水）～ 2 日（木）の 2 日間
　　　　　　　両日とも開場・受付 8：30 から，開始 9：00，終了 16：30

4. 場　　所：久留米大学御井キャンパス 学生会館ミーティング＝ルーム 3
　　　　　　　http://www.kurume-u.ac.jp/access/mii

5. 参加資格：協同教育や協同学習をはじめ人間社会における「協同」一般に関心のある方

6. 参加申込：協同教育研究所「結風」の HP（http://yuikaji.me）からお願いします。
　　　　　　（注意）HP からの申込に対しては自動返信になっています。返信がない場合は下記「問合せ先」まで連絡ください。

7. 講　師：安永　悟

　　〈略歴〉1955年5月1日生，大分県(旧)西国東郡真玉町臼野・出身

　　　　　宮崎大学教育学部・卒業

　　　　　九州大学大学院教育学研究科・修了

　　　　　博士(教育心理学)九州大学・取得

　　　　　カナダ・西オンタリオ大学，元客員教授

　　〈所属〉久留米大学文学部心理学科・大学院心理学研究科，教授

　　〈専門〉教育心理学，社会心理学，協同教育

　〈学会活動〉日本協同教育学会・理事(初代会長)

　　　　　　初年次教育学会　　・理事(前会長)

　　　　　　日本教育心理学会・元理事

　　　　　　日本心理学会　　　・専門別代議員

　〈社会活動〉創価大学・玉川大学の外部評価委員

　　　　　　福岡県立学校「新たな学びプロジェクト」アドバイザー

　　　　　　協同教育に関する講演・研修，授業づくり支援活動

　　　　　　「授業づくり研究会」「協同教育フェスタ」の主催

8. 懇親会のお知らせ：

　　初日(5月1日)の研修会終了後，簡単な懇親会を開催します。参加希望者は上記「6. 参加申込」と合わせて4月22日(月)までに，協同教育研究所「結風」のHPから申し込んでください。

　　　　場所　「学内レストラン」　　時間　17～19時
　　　　会費　3,500円

　　　　（注意）直前の取り消しには応じかねます。参加されなくても参加費を徴収することがありますので予めご了承ください。

9. 問合せ先

　　ご不明な点があれば，次までお願いします。

　　安永悟 yasunaga_satoru@kurume-u.ac.jp

　　　　　　　　　　　　　　　　　　　　　　　　　　　　　　以上

プロローグ

研修開始前（1日目） 08:30〜09:00（30分）

　会場には朝日が差し込んでいます。ゆったりとした明るい会場です。爽やかな朝によく似合う軽やかな BGM が静かに流れています。

　会場の床はフラットです。椅子と机がいくつかの「島」になっています。グループ名を示す立て札が見えます。机の上には参加者の名札と資料[1]があります。

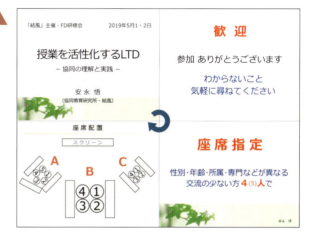

歓迎用スライド

　前方に大きなスクリーンがあります。歓迎用のスライド[2]が、1枚ずつ、ほどよいスピードで繰り返し、映し出されています。

　先ほど8時30分に受付が始まりました。受付を済ませた参加者が、指定された座席を探しながら、三々五々、会場に入ってきます。テーブルに着いて研修の準備をしている方。ちょっと緊張気味に周りを見渡している方。お隣りさんと挨拶している方。流れるスライドを確認している方。資料に目を通している方。それぞれが、それぞれの過ごし方で、研修の始まりを待っています。

---

1 配付資料
　研修で使う主だったスライドを資料として配付しています。
2 歓迎用スライド
　研修をスムーズに開始するために歓迎用スライドを準備しています。今回準備した歓迎用スライドは4枚です。実際の会場では4枚のスライドを1枚ずつ、順番に映し出します。ときには、協同に関する格言や、事前に伝えたいメッセージを書いたスライドを歓迎用スライドに加えることもあります。

プロローグ

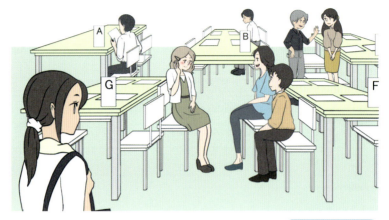

始まりを待つ会場

　講師の私は 30 分ほど前，8 時 15 分過ぎ，会場に入りました。運営スタッフと挨拶し，簡単な最終確認をしました。その後，会場のレイアウト[3]と明るさ[4]を確認し，微調整を済ませました。使用する機器や資料も確認しました。

　準備が終わったいま，会場全体を見渡しながら，場の雰囲気を体で感じています。これから始まる研修会をイメージしながら，開始までの短い時間を過ごしています。

＊　＊　＊

　そろそろ開始の時間です。歓迎用のスライドを本番用のスライドに切り替えます[5]。

---

[3] 座席の配置
　　すべての参加者が心地よく研修に参加できるように，参加者の視点から机や椅子の配置を工夫しています。詳細は「環境整備・座席配置」をご覧ください(p.14)。

[4] 会場の明るさ
　　私の研修ではスライドを使いますが，会場をできるだけ明るくしています。会場が暗すぎると，参加者の活動性が低下します。

[5] スライドの切り替えと掲示
　　実際の研修では，休み時間を除いて，会場のスクリーンにはなんらかのスライドを常に映しています。たとえば，スライド 1-1 は次のスライド 1-2 に切り替えられるまでスクリーン上に見えています。本書における紙上研修会も同様に，次のスライドに切り替えられるまで，前のスライドが映し出されていると考えてください。なお，スライドの説明はスライドの次に述べています。「このスライド」や「これ」は直前のスライドを指します。

I 研修への導入

第1講(1日目) 09:00〜10:30(90分)

1 挨拶

第1講 09:00〜09:15 (15分)

スライド1-1

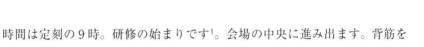

「結風」主催・FD研修会　　2019年5月1・2日

授業を活性化するLTD
－ 協同の理解と実践 －

安 永 悟
(協同教育研究所・結風)

　時間は定刻の9時。研修の始まりです[1]。会場の中央に進み出ます。背筋を伸ばして立ち，会場全体を見渡し，ゆっくりと一礼します。

　皆さん，おはようございます[2]。時間になりましたので研修を始めます。

　研修への参加，ありがとうございます。講師の安永 悟です。これから2日間，皆さんと一緒に学んでいきます。少々長丁場になりますが，よろしくお願いします。
　今回のテーマは「授業を活性化するLTD― 協同の理解と実践 ―」です。

1　**時間厳守**
　研修は時間通り始めます。それが参加者に対する礼儀です。よほどのことがない限り，開始時間を遅らせてはいけません。授業も同じです。

2　**挨拶の重要性**
　何度経験しても最初の一言は緊張します。最初の挨拶は研修の雰囲気に影響します。できるだけ気持ちのよい挨拶を心がけています。人間関係を重視する協同学習では挨拶を大切にします。授業でも，挨拶の大切さを説明し，しっかり挨拶をするように指導しています。

I 研修への導入

> **スライド 1-2**
>
> # 歓 迎
> ## 参加 ありがとうございます
>
> 参加者の専門
> 　教育・心理・看護・医学・歯学
> 　福祉・経済・英語・日本語・商学
> 　法律・歴史・文学・工学・情報学
> 　化学・生物・事務

　さて今回の参加者ですが，大学や専門学校の先生方を中心に 34 人の皆さんが参加しています。皆さん 1 人ひとりを心から歓迎します。

　皆さんの専門は実にさまざまです。教育・心理・看護・医学など，専門の異なる文系・理系，双方の先生方がお集まりです。専門領域の異なる者同士の交流は，とても意味があります。

　さらに嬉しいことに事務の方もお二人参加されています。組織全体としての教育成果を高めるために教職協働は欠かせません。教育や授業に対して教師と職員が共通の認識をもち，積極的に対話することが，それぞれの組織における

Column 1-1　参加者数

　協同学習の研修ではグループ活動を多用します。多様な技法を体験するには 30 名程度の参加者数が最適です。私の研修や授業は 4 人グループを基本としていますので，7〜8 グループになります。人数調整が必要な場合は 5 人グループをつくることにしています。

　参加人数が多すぎると運営が難しくなります。経験上，100 名程度であれば一定程度の成果を期待できます。ティーチング＝アシスタントなどの協力が得られるのであれば，もう少し参加生の多い授業でも工夫次第で可能です。それ以上でもできないことはありません。200 名を超える研修を何度か経験したことがあります。最大は 350 名程度の参加者がいました。当然ながら参加者数が多くなれば教育効果は一般的に低下します。しかしながら参加者の意識が高ければ人数はあまり関係ないというのも，多人数の研修を経験したうえでの実感です。

　逆に，参加人数が少ないとグループ間交流などの技法が使いにくくなります。いろいろな技法を体験するには最低 3 グループ 12 名の参加者は欲しいところです。これはあくまでも協同学習を伝える研修においての話です。大学のゼミや演習であれば 10 名以下の少人数でも使えます。協同学習は理論（考え方）が大切です。理論が理解できていれば，協同学習の技法をアレンジして少人数でも活用できます。

教育改革の基盤になると思っています。その基盤づくりに，この研修が一役買うことができれば，とても嬉しいことです。

2 研修の目的

スライド1-3

```
見通し：        目　的

めあて
  □ LTD授業モデルに基づく
    活動性の高い授業を実践できる
  □ 協同実践力を養う
ねがい
  □ 自他の変化成長を実感できる
    授業づくりを仲間と楽しむ
```

　研修の目的です。「めあて」と「ねがい」に分けています。
　「めあて」は2つです。1つが「LTD授業モデルに基づく活動性の高い授業を実践できる」です。もう1つが，活動性の高い授業づくりに必要な「協同実践力を養う」です。「LTD授業モデル」や「協同実践力」など，新しい言葉がありますが，この研修のなかで詳しく説明していきますので，心配しないでください。
　今回の参加者は，協同学習やLTDは初めてという方がほとんどです。そこで，本研修を通して，皆さん1人ひとりに，協同学習やLTDのよさを実感してもらいたいと思います。ここが出発点となります。そのうえで，LTD授業モデルを手がかりに，自分が担当している授業の活動性を高め，効果的な授業づくりに取り組んでもらいたいと思っています。そのためにも，この研修をきっかけに，協同を基盤とした授業実践力を高める第一歩を踏み出してもらいたいと思います。
　したがって，この研修は，2日間で完結するとは思っていません。いまあげた2つの「めあて」を達成するには，この研修を受けたあと，それぞれの現場に戻り，仲間と一緒に，活動性の高い授業づくりに取り組んでもらいたいと思います。その仲間には当然，同僚の教師が含まれます。しかし同僚教師だけではありません。授業の対象者である学生も，授業を支えてくれる事務職員も，一緒になって授業づくりをお願いしたいと思います。
　できるだけ多くの仲間の協力を得て，授業を変えてください。授業が変われば学生が変わります。クラスの雰囲気が変わり，学部学科が変わります。これこそが授業づくりを通した教育改革のねらいです。ここまで視野に入れた授業づくりをめざしてほしいと思います。これが私の「ねがい」です。

ところで，協同学習やLTDを理解し，現場で活用できるようになるためには，頭でわかったつもりになっても使えません。協同学習やLTDの本来の姿を知るには，どうしても実際に体験することが必要となります。この研修では，随所にグループワークを取り入れています。グループワークへの積極的な参加をお願いします。

3 LTD授業モデルの紹介

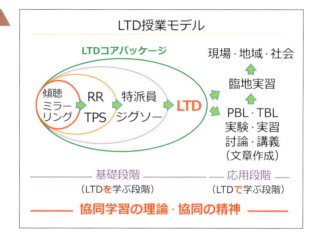

ここで，本研修のめあてにある「LTD授業モデル」について簡単に触れておきます（安永，2018，2019）。

これ（スライド1-4）がLTD授業モデルです。このモデルは授業計画やカリキュラム設計の枠組みとして使えます。本研修も，このLTD授業モデルにそって構成しています。

LTD授業モデルは「LTDを学ぶ」基礎段階と「LTDで学ぶ」応用段階に大別できます。両段階とも協同学習の理論や協同の精神を前提としています。

「LTDを学ぶ」基礎段階では，LTDコアパッケージに示した順番で協同学習の基本的な技法を学び，最後にLTDを学びます。同時に，協同学習の考え方や協同の精神についても学びます。

一方「LTDで学ぶ」応用段階は，大学や専門学校で開講されている授業科目すべてが対象となります。モデル図には私たちが現在までに検討してきた授業形態や学習方略を便宜的にあげています。

このLTD授業モデルは研修のなかで何度も言及します。詳しくは本研修の最後，明日の終わりにも取り上げます（p.115）。ここでは，本研修がLTD授業モデルにそって構成されていることを確認しておいてください。

4 研修の内容と構成

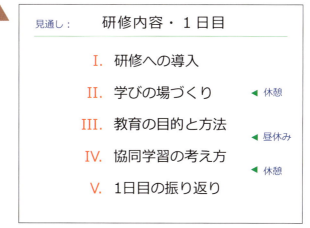

　本研修の内容と構成です。これ(スライド1-5)が初日の内容です。いまⅠの「研修への導入」です。このあと「学びの場づくり」「教育の目的と方法」「協同学習の考え方」「1日目の振り返り」と続きます。

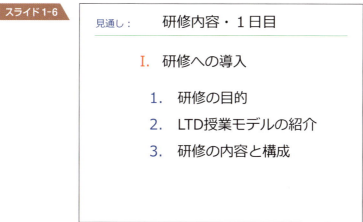

　いまおこなっている「研修への導入」の中身がこちら(スライド1-6)です。「研修の目的」「LTD授業モデルの紹介」が終わり，いまが「研修の内容と構成」です。

スライド1-7

```
見通し：   研修内容・2日目

    VI.  挨拶・授業通信
    VII. LTD話し合い学習法    ◀ 休憩
                              ◀ 昼休み
    VIII. 分割型LTDの体験      ◀ 休憩
    IX.  LTD授業モデル
    X.   全体の振り返り
```

　これ（スライド1-7）が2日目です。2日目は「挨拶」のあと「授業通信」を用いて前日，つまり今日1日目の内容を振り返ります。その後，「LTD話し合い学習法」「分割型LTDの体験」「LTD授業モデル」と続きます。そして最後に2日間の研修全体を振り返ります。

スライド1-8

```
見通し：   1日の研修時間

    1コマ90分・4コマ
      1限目   09:00-10:30
                              ◀ 休憩15分
      2限目   10:45-12:15
                              ◀ 昼休み60分
      3限目   13:15-14:45
                              ◀ 休憩15分
      4限目   15:00-16:30
```

　研修は1コマ90分，1日4コマで計画しています。午前中2コマ，午後2コマです。途中，午前1回，午後1回，15分の休憩をとります。昼休みは60分です。
　より詳しい研修内容が配布している**資料1-1**「研修計画：日程と内容」にありますのでご覧ください（p.135）。
　研修全体の見通しは立ちましたか。

Column 1-2　学びの見通し

　協同学習では「見通し」を重視します。実際に学び始める前に，学びの目的とそこにいたる道筋，具体的な活動内容を参加者全員で共有します。そうすることで学びの過程に主体的にかかわることができます。

　たとえば，1つの単元を始める際，単元の目的と，その目的にいたる道筋で，なにをどの順序で学ぶのかを学生と共有します。これを「単元見通し」と呼んでいます（杉江，1999）。この「単元見通し」の一環として，ときには単元の試験問題を単元開始時に開示することさえします。当然，単元を学ぶ前なので難しくて解けません。しかし，単元を学ぶことで，いま解けない問題が解けるようになる，先輩たちも解けるようになったことを知れば，俄然，やる気が高まります。試験は学生の能力を確認するものであると同時に，学生の学びを促す1つのツールでもあると捉えています。

　また「見通し」は，3～5分程度の短時間のグループ活動であっても重要な役割をもちます。協同学習の基本構造「課題明示→個人思考→集団思考」における「課題明示」が，ここでいう「見通し」にあたります。グループ活動の目的と手順をあらかじめ明示しておくと，短時間のグループ活動も活発になります。詳細は本書の「協同学習の基本構造」をご覧ください（p.31）。

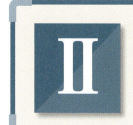

| 第1講(1日目) | 09:00〜10:30(90分) |

II 学びの場づくり

0 導入

第1講
09:15
〜
09:17
(2分)

スライド2-1

見通し： 研修内容・1日目

　I．研修への導入
☞ II．学びの場づくり　◀ 休憩
　III．教育の目的と方法
　　　　　　　　　　　◀ 昼休み
　IV．協同学習の考え方
　　　　　　　　　　　◀ 休憩
　V．1日目の振り返り

それでは「学びの場づくり」に入ります。

スライド2-2

見通し： 研修内容・1日目

II．学びの場づくり

1．グループ編成
2．環境整備・座席配置
3．仲間づくり
4．学び合いの基礎基本

ここでは4つの項目を扱います。「グループ編成」「環境整備・座席配置」「仲間づくり」「学び合いの基礎基本」です。

1 グループ編成

第1講
09:17
～
09:25
(8分)

　では「グループ編成」です。グループ学習で最初に出会う課題がグループの編成です。考えるべきことはグループの人数と構成，それにグループ再編の時期です。

スライド2-3

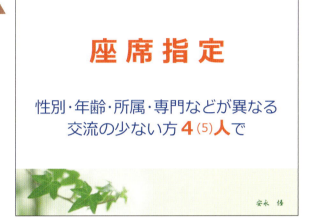

　今日の研修では事前にグループを編成し，座席を決めておきました。皆さんが会場に入ったときに，このスライド(2-3)が目に入ったと思います。スライドには「座席指定」とあります。その下に「性別・年齢・所属・専門などが異なる，交流の少ない方4(5)人で」とあります。ここがポイントです。

　私の研修や授業では，グループの編成は異質な4人グループを基本としています。人数調整が必要な場合は5人グループにしています。3人グループにすることもあります。多様な意見が出やすい状況をつくるには3人よりも5人が望ましいといえます。今回は参加者が34名でしたので，4人グループを6つ，5人グループを2つにしました。全部で8グループです。それぞれのグループにA〜Hのアルファベットをつけ，グループ名としました。

II 学びの場づくり

> **スライド 2-4**
>
> ### グループ編成
>
> ▫ **異質性・多様性** の重視
>
> ▫ 方法：学力、性別、興味関心、出身、など
>
> ▫ 機能：「違い」の受容
> 　　→　理解の深化・視野の拡大
> 　　→　他者理解 「いじめ」阻止
> 　　→　特別支援教育への活用
> 　　　　　（発達障害児・者）

　協同学習では異質性の高いグループをよく使います。グループをつくる際，あらかじめ参加者の情報があれば，その情報を手がかりに，異質なグループを事前につくり，座席も決めておきます。異質性を高める手がかりはなんでも構いません。性別は一番わかりやすい手がかりです。学力も使えます。興味関心，さらには出身も手がかりになります。なんでも構いませんので，異質なグループをつくってください[1]。

　異質性の高いグループ編成には理由があります。異質性の高いグループで活動すると，自分とは違う多様な意見に出会いやすくなります。この意見の違いを，話し合いを通して解決するなかで，理解が深まり，視野が広がります。このような活動を繰り返し体験することで，自分とは異なる他者の意見を「排除」するのではなく「違い」として受け入れやすくなります。自分とは違う他者の存在を受容できるようになります。結果として「いじめ」を防ぐことができます。障害をもつ仲間を受け入れることもできます。異質性がもたらす，これらの機能を積極的に活用して特別支援教育を展開することもできます[2]。

　むろん，異質なグループ編成が常にベストかといえば，そうともいえません。参加者の特性や状態によっては同質のグループ編成が望ましいこともあります（藤田，2007）。たとえば，新しいクラスやグループ活動にまだ慣れていないときには，友達同士でグループを組むこともいいでしょう。

　グループ再編の時期は，学生1人ひとりの変化成長とクラス全体の変化成長，つまり個と集団の変化成長を手がかりに，適切な時期におこないます。

1　**グループ編成・再編**
　参加者の情報がないときはグループを事前に編成できません。その場合，研修が始まる前に，交流の少ない異質な4人グループで着席するようにスライドで呼びかけ，自発的に異質なグループを組んでもらっています。研修が始まったところで，微調整をおこない，グループを確定して研修を始めることもあります。

2　**特別支援教育**
　協同学習は特別支援教育にとっても有効であることが知られています（石丸，2019）。また，LTDを用いた小学校5年国語科の実践では，健常児ばかりでなく，発達障害をもつ児童にも大きな成果が認められています（須藤・安永，2010b）。

たとえば，授業科目[3]の最初は学生の居場所を確保するという意味でしばらく同じグループでの活動を続けることもあります。そして，話し合いやグループ活動に慣れてきたところで，ほかのグループとの交流も体験させながら，クラス全体の雰囲気を見定めて，最初のグループ替えをおこないます。大学1年生を対象とした私が担当している初年次教育科目では，平均すると1か月に一度の割合でグループを再編しています。

Column 2-1　社会認知的葛藤

　他者との対話によって私たちの知的な発達が促されます。この現象は広く知られていますが，対話によって私たちが変化成長する心理的なメカニズムに関しては理論家によって意見の分かれるところです（安永，1998）。

　そのなかにあって，1つの有望な考え方が社会認知的葛藤です。たとえば，複数で課題解決をおこなっている最中に，意見の不一致が起こります。これが社会認知的葛藤です。他者との関係のなかで生じた知的なずれ（葛藤）です。この葛藤を解消する際，相手との社会的な人間関係（利害関係や力関係）に基づいて解決しても知的な発達は期待できません。つまり，今後の人間関係に配慮して，不本意ながら同意するといった解決方法です。一方，他者との徹底した意見交換を通して，相手を納得させようと説明を尽くしたり，自分の意見の正しさを検証して，正当性を示したり，互いが納得した形で葛藤を解消したり，解消に向けて努力すると，知的な発達が期待できます。

　したがって，グループを通した変化成長は，他者との小さなずれ（葛藤）を敏感に見つけ，徹底的に対話することによって，初めて期待できます（安永・清水，1988，1989）。協同学習が異質なグループ編成を推奨する1つの理由がここにあります。

---

[3] 授業科目と授業
　カリキュラムに組まれている科目を「授業科目」と呼び，1回ごとの「授業」と区別します。半期2単位の授業科目であれば1コマ90分の授業15回となります。

2　環境整備・座席配置

第1講
09:25
〜
09:30
(5分)

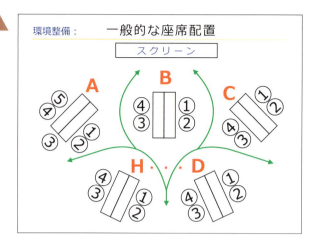

　次が「環境整備・座席配置」です[4]。
　物理的な環境がグループ活動に影響します。このスライド(2-5)のように，机を囲んで座るのが一般的です。皆さんもこの配置に慣れているのではないでしょうか。でも，今日の座席，いつもとは違いますね。ちょっと戸惑った方もいたと思います。

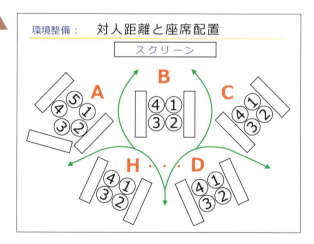

　これ(スライド2-6)が今日の座席配置です。グループの中心から机を外しています。話し合うときには参加者が真ん中を向きます。
　この座席配置には理由があります。話し合いを活発にするには，できるだけ参加者同士を近づける，つまり物理的な距離を縮めるのが鉄則です。距離が離

4　固定式の教室
　椅子と机が固定された教室や階段教室でも，少しの工夫で，話し合いを中心としたグループ活動はできます。詳細については，安永(2012)や安永・須藤(2014)をご覧ください。

14

れると心も離れます。好きな人には近づきたいものです。この原理に基づいた座席配置により，物理的に近づけることで心理的な距離を縮め，より望ましい関係ができることを期待しています。この効果は侮れません。

なお，スライドのなかの矢印は，教師が好きなときに好きな場所に自由に移動できるように通路を確保しておくことを示しています。学生が活動している間，教師は積極的に机間巡視をして，学生の様子をしっかりと観察し，授業の展開に活かします。

最後に教卓についてです。私は教卓を使いません。教卓を使うと教師の私と学生との間が分断されます。教師と学生との間になにも置かずに，学生と直接向かい合い，教師も含めてクラス全体で一体感を醸し出すことを心がけています。

3 仲間づくり

第1講 09:30〜10:10（40分）

さて物理的な環境整備が終わりました。次は一緒に学ぶ「仲間づくり」です。いまから自己紹介もかねたアイスブレイクをおこないます。

(1) 自己紹介の方法

スライド2-7

```
自己紹介による仲間づくり
■ 仲間のフルネームを言えて書ける
    □ 個人    1分
    □ 集団    10分         姓名（漢字・由来）
                            出身・お国自慢
    1. 自己紹介  1分        いまの体調・気分
    2. 指名：全員を対象
    3. 復唱：間違いは修正
    ↓
    4. 確認：全員の名前を言えて書けるか
    5. 交流：情報交換
```

このスライド(2-7)にそって自己紹介をします。目標は「仲間のフルネームを言えて書ける」です。

自己紹介の時間は1人1分です。自己紹介の内容もこちらで決めています。今日は「姓名」「出身」と「お国自慢」「いまの体調・気分」について紹介してください。姓名は上の名前だけでなく，下の名前もお願いします。漢字や由来も，わかれば伝えてください。由来がわからなければ「知らない」と伝えてください。

手順は次の通りです。

① 最初に，メンバーの1人が自己紹介を1分以内で，簡潔におこないます。自己紹介が終わったらグループの誰か1人を指名してください。誰でも構いません。

② 指名された方は，指名した方の自己紹介をできるだけ忠実に復唱してください。復唱が間違っていたら，指名した人が正しい内容を教えてあげてください。指名された人は言い直してください。最後まで正しく復唱できたら終わりです。

③ 次に，いま復唱した人が自己紹介をします。終わったら，すでに自己紹介が終わっている人も含めて，誰か1人を指名します。自己紹介が終わっている人も含めることがポイントです。誰にあたっても復唱できるように，全員が真剣に聴くための工夫です。指名された人は先ほどと同じ要領で復唱します。すでに自己紹介が終わった人が指名された場合，次の自己紹介は，まだ自己紹介をしていない人にお願いします。

④ このようにして全員の自己紹介が終わったら，最後に，全員の名前が言えて書けるか確認します。1人ひとりが仲間全員の名前を言えるか確かめてください[5]。全員が言えたらOKです。もし言えなかったら，名前を言えなかった人と話をして，情報をたくさん聞き出してください。そうすることで名前を覚えることができます。

⑤ それでも時間が余ったら，なんでも構いませんので，グループのなかで情報交換をお願いします。情報交換はグループ全員でおこなってください。ペアに分かれての情報交換はよくありません。

　最後に注意事項です。自己紹介のときは名札を外してください。また，自己紹介の最中，下を向いたり，メモをとらないでください。話すときも聞くときも，常に仲間の顔を笑顔で見てください。ほかのグループを見たり，ほかのグループの知り合いと目配せをしたりしないでください。

　ここまで，よろしいでしょうか。質問はありませんか[6]。

---

[5] **名前**
グループメンバーの名前を覚えること，それもフルネームで覚えることは，学びの場づくりにとってとても大切なポイントになります。フルネームで名前を呼ばれたときの嬉しさ，逆に名前を正しく言ってもらえなかったときの寂しさ，さらには名前を正しく言えなかったときの気まずさを参加者と共有してください。

[6] **質疑応答**
ここまで丁寧に説明していると質問は少ないようです。むろん，質問があればしっかりと答えます。手順に関して，参加者に少しでも不安な様子が窺えた場合，「ちょっと，隣の方と確認してください」という指示を出して2分程度，時間を与えることも1つの方法です。

(2) 自己紹介の実践

質問がなければ，いまから自己紹介を始めます。まず，自己紹介の内容を考えるために1分とります[7]。名前をどのように伝えようか，お国自慢はなににしようか，考えてください[8]。

「自己紹介の内容を考える」個人1分：参加者観察

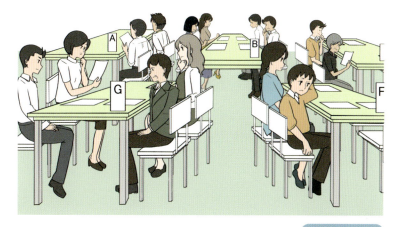

個人思考の様子

はい，1分経ちました。1分間，意外と長いと感じませんでしたか。

では，これから10分差し上げますので，自己紹介をお願いします。自己紹介の時間は1人1分です。あとで仲間に復唱してもらいますので，自己紹介の内容はコンパクトに伝えてください。ついつい時間オーバーしてしまう人がいます。そのときは周りの人が「時間ですよ」と伝えてください。話しすぎには注意しましょう。

---

7 時間測定
　時間はタイマーなどを活用して測ってください。厳密過ぎる必要はありません。ただ，参加者が1分の長さを体感できることも目的としていますので，時間の正確さには一定の注意を払ってください。

8 指示スライドの掲示
　活動中「指示スライド」は映し出しておきます。参加者は，活動内容を確かめるために，幾度となくスライドを確認します。

Ⅱ　学びの場づくり

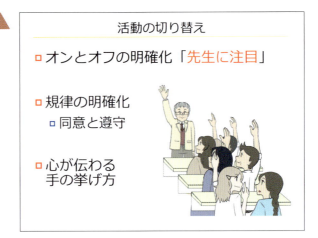

　10分経ったらスライド（2-8）のように私が手を高く挙げます。気づいた方は口を閉じて手を高く挙げ，まだ気づいていない人に知らせてください。これは，活動の切り替えをテンポよくやるための工夫です。あとで説明しますので，私が手を挙げましたら，皆さんも手を高く挙げて口を閉じてください。

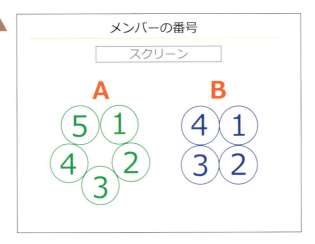

　これは4人グループと5人グループの座席表です。自分の番号を確かめてください。よろしいですか。それではいまから自己紹介を始めます。1番さんから口火を切ってください[9, 10]。

9　指名の仕方
　指名の方法はいろいろです。もちろん「1番さん」ではなく，どの番号の方を指名しても構いません。番号以外に「グループの中で講師に一番近い方」「髪の毛が一番長い方」など，いろいろな手がかりを使うことができます。

10　参加者観察
　指示を出したあとは，参加者1人ひとりの動きに注目してください。指名された各グループの1番さん全員が一斉に自己紹介を始めれば大丈夫です。なにをすればよいかわからず不安げな顔をして周囲を見たり，隣の人に助けを求めている人が1人でもいれば，「手挙げ」で自己紹介を中断し，再度説明を加えます。そのまま自己紹介を続けることはよくありません。協同学習の基本構造（p.31）で述べますが，これは課題明示の問題です。

第 1 講(1日目) 09:00〜10:30(90分)

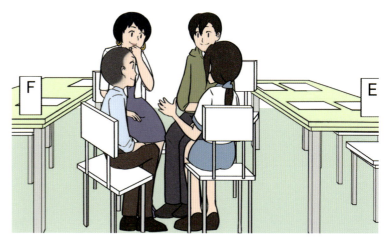

4人グループでの自己紹介

「グループで自己紹介をする」集団 10 分：机間巡視[11]

 はい，止め。
（全員の手が挙がったことを確認して，手を下ろす[12]）
　はい，ありがとうございます。いかがでしたか。全員，自己紹介が終わりましたか。
　いまの自己紹介，全体で 12 分かかりました（2 分の延長を前提）。約束は 10 分でした。皆さん初めてのグループワークで，なおかつ自己紹介でしたので，全員の自己紹介が終わるまで，2 分ほど待ちました。
　しかし，これからは時間延長はしません。時間がきたら「手挙げ」で合図しますので，グループワークの途中でも，そこで止めて，こちらに注目してください。

11　机間巡視の方法
　参加者がグループで活動している間，講師は机間巡視をし，指示通りに自己紹介がおこなわれているかを確認します。またどのような参加者がいるのか，自己紹介の内容も気にかけながら参加者 1 人ひとりに注意を払います。
　机間巡視のポイントは，会場全体の進捗状況を意識しながら，特定のグループの活動にも気を配ることです。たとえば，1 つのグループのそばに立ち，そのグループの自己紹介に耳を向けながら，目はクラス全体を見渡すという方法もあります。

12　手挙げ
　最初の手挙げです。全員の手が一斉に挙がることはまずありません。何名かの方が周りの反応を見ながら，つられるような雰囲気で手挙げをします。その間，講師は手を挙げたまま，笑顔で待ちます。

19

時間内に，与えられた課題を仲間と協力して達成することは，極めて大切です。これはタイムマネジメントの訓練にもなっています。3分や5分といった短時間ですが，与えられた時間内に与えられた課題をこなす。これがタイムマネジメントの基本です。3分や5分のタイムマネジメントができない学生が，1週間後にレポートを出すというタイムマネジメントをうまくやれるとは考えられません。時間を区切ったグループワークでタイムマネジメントの力を鍛えていると考えてください。

(3) 手挙げの効果

　ところで(実際に手を挙げながら)この手挙げの効果，実感していただけましたか。私が手を挙げて皆さんが私に注目するまで，さほど時間はかかりませんでした。慣れてくると2〜3秒で，全員の手が気持ちよく挙がるようになります。

　グループを授業で使うとき一番困るのがONとOFFの切り替えです。グループ活動を止めて，こちらを向くように指示を出してもなかなか思うように動いてくれません。無駄な時間ばかり過ぎてしまい，教師にストレスが溜まります。授業でグループを使いたくないと思う原因にもなります。そんなとき，この手挙げがとても効果的です。この研修では皆さんに慣れてもらうために，しばらく続けます。ご理解をお願いします。

　さて，自己紹介による仲間づくりを体験していただきましたが，どうでしたか。自己紹介をするまでは，初めての方の横に座り，どことなく居心地が悪かったのではないでしょうか。自己紹介を終えたいまの気持ちと比べてみてください。皆さん，いい顔をされています。皆さんのいまの気持ちが笑顔に現れています。自己紹介の効果ですね。

　実際の授業でも，この自己紹介をやります。時間は全体で20分程度でしょうか。この自己紹介でクラスの雰囲気は一挙に和んできます。学び合える集団づくりの第一歩としては結構，うまくいきます。この20分間の自己紹介で友達ができたと喜んでくれる学生もいます。一度試してみてください。

第 1 講(1日目) 09:00〜10:30(90分)

4　学び合いの基礎基本

第 1 講
10:10
〜
10:30
(20分)

では，次にいきましょう。「学び合いの基礎基本」です。

スライド 2-10

```
課題明示　自己紹介による仲間づくり
□ 仲間のフルネームを言え
                            関連づけ
  □ 個人    個人思考     姓名（漢字・由来）
  □ 集団    集団思考     出身・お    雰囲気
   → 1. 自己紹介  1分    いまの体    配慮
     2. 指名：全員を対象    傾聴
     3. 復唱：間違いは修    ミラーリング
     4. 確認：全員の名前を言えて書けるか
     5. 交流：情報交換
```

　先ほどの自己紹介を少し振り返ってみましょう。自己紹介をお願いするときに示したスライド(2-7)をもう一度見てください(p.15)。実はこの1枚のスライドには，協同学習の観点からの，いろいろな仕込みが隠されています。少なくとも，このスライド(2-10)の赤文字で示した箇所に工夫があります。

スライド 2-11

```
         仲間づくりに込めた創意工夫

□ 傾聴とミラーリング（復唱）

□ 協同学習の基本構造
    □ 課題明示 → 個人思考 → 集団思考

□ 関連づけ
    □ 方法：関連した情報をつなぐ
    □ 効果：理解を深め、記憶を高める

□ 雰囲気づくりと配慮
```

　それをまとめたのが，これです。このスライド(2-11)にそって説明をしていきます。

(1) 傾聴とミラーリング

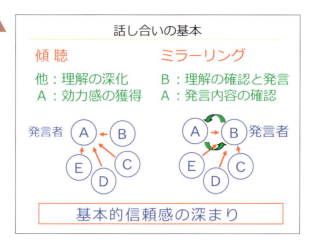

　話し合いの基本が「傾聴」と「ミラーリング」です。先ほどの自己紹介には傾聴とミラーリングが組み込まれていました。仲間の自己紹介を，メモをとらずに復唱（ミラーリング）することをお願いしました。これは，必然的に傾聴を促す仕掛けとなっています。

❶ 傾聴

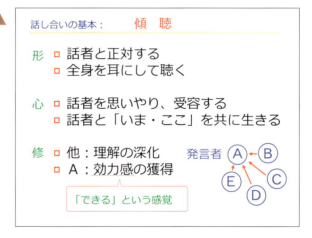

　傾聴，皆さんご存じですね。相手の話を真剣に聴くということです[13]。大切なのは，知っていることではなく，実践できているか，です。失礼ですが，私も含めて案外できていないのではないでしょうか。
　傾聴，まずその形が大切です。小学生には，話している人に「おへそ」を向け

13　アクティブリスニング
　傾聴はアクティブリスニングと呼ばれることもあります（シェーファー・カーリンズ，2015）。

て「いっしょけんめいに」聴きなさいと指導しています。私たちは話している人に「おへそ」を向けて聴いているでしょうか。首だけ向けて，聴いているつもりになってはいないでしょうか。

「形」以上に大切なのが「心」です。話し手に正対して，頷きながら聴いたとしても，それだけでは不十分です。傾聴することの意味を考える必要があります。傾聴とは，話者を思いやり，話者をまるごと受け入れ，話者と「いま・ここを」共に生きる行為といえます。実はこの「心」が体に表れたのが「形」です。話者と「いま・ここ」を共に生きるという「心」は，自然と，聞き手の振る舞いに現れ，話者に伝わります。いま一度，傾聴の「心」を理解したうえで，話し手と正対して話を聴いてみてください。その威力の大きさを実感できます。

次に問題となるのが，傾聴の威力をどのように伝えるかです。傾聴の効果を納得しなければ，誰もやってくれません。傾聴の効果を実感できた人であれば，創意工夫ができます。いろいろなやり方で伝えてください。

私はバンデューラという心理学者が提唱した「自己効力感」の考え方が好きなので，自己効力感に基づいて傾聴を説明しています（Bandura, 1997）。効力感とは「環境を動かせる」という感覚です。端的にいえば「できる」という感覚です。環境を動かせる，「できる」という感覚はすべての動機づけの基礎になるといわれています。なにかに挑戦して「できた」という成功体験の積み重ねで「できる」という効力感が大きくなります。

では，私たちの環境で「最も動かしにくい環境」はなんでしょうか。私たちの身近にあるものです。皆さん，少し考えてみてください。

「最も動かしにくい環境を考える」 個人 5〜10 秒程度：参加者観察

気づいた方もいるようですが，おわかりですか。それは，皆さんの横にいる「人」です。私たち人間には意志があります。心があります。本人がやりたいと思わなければ，決して動かすことができません。

自分が話すと周りの人が必ず傾聴してくれる。これは，話し手からみれば聞き手，つまり「他者」を動かしていることです。聞き手からみれば話者の効力感を強めていることになります。話し手が「あのね」と言えば，周りの人が「なあに」と体を向けて真剣に聴いてくれる。これほど効力感を高める行為はありません。話しかければ，いつでも真剣に聴いてくれると，また話したくなります。この繰り返しが効力感を大きくします。

もちろん，真剣に傾聴できれば，話者に対する理解は深まります。

傾聴，理解できたでしょうか[14]。多くの方が理解できたと頷いています。教師は学生の頷きには弱いものです。学生がわかったと頷いていますので，理解

14　参加者の頷き
　　ここで5秒ほど時間を空けます。その間，参加者の皆さんを見渡しながら，頷いている人と目を合わせ，頷き返します。何人かの頷きを確認します。

II 学びの場づくり

できたと判断して先に進みます。しかし，あとで確かめてみると，まったく理解できていなかったという経験，皆さんもあるのではないでしょうか。ここが大きな問題です。私の授業ではその場で，しっかりと理解を確認しながら授業を展開しています。

スライド2-14

```
確認タイム

□ 傾聴を理解する

  □ 個人  30秒
    ① 自分の言葉で表現する

  □ 集団  3分  横とペアで
    ② 1人1分ずつ説明する
    ③ 話し合って理解を深める
    ④ 質問があれば準備する

  □ 全体
```

そのために，私がよく使っているのが，このスライド(2-14)です。本当に理解できているか，それを確かめる時間「確認タイム」を授業のなかで幾度となく入れています。では，ここでも実際にやってみましょう。

目的は「傾聴を理解する」です。まず，30秒差し上げますので，傾聴に関する「安永（講師の名前）」の説明を自分の言葉で表現してください。その際，「安永」の説明を，まず受容してください。疑問をもった点もあったかとは思いますが，それはそれとして，傾聴についての「安永」の説明を批判することなく受け入れ，自分の言葉で表してください。自分の言葉で表現することは「考える」ということです。では始めてください。30秒で止めます。

「傾聴を理解する」個人 30 秒：時間計測・参加者観察

はい，30秒経ちました。では，いまからお隣の人とペアで理解を深めてもらいます。5人グループのところは3人と2人に分かれてください。全体で3分間です。まず，1人ずつ，自分の理解を自分の言葉で表現してください。1人1分弱です。3人のところは1人40秒程度でお願いします。全員が発言し終わったら，残りの時間，話し合って理解を深めてください。質問があれば，あとで伺いますので，準備してください。

ここまでよろしいでしょうか。やり方について質問はありませんか。では，始めましょう。ペアで壁側の方から始めてください[15]。

---

15 **会場**
今回の研修会場は正面（前）に向かって右側に窓があり左側に壁があります。このように会場の構造を手がかりに指示を出すことがあります。

第１講(1日目)　09:00〜10:30(90分)

「傾聴を理解する」集団３分，壁側から：机間巡視

ありがとうございます。

　傾聴，ご理解いただけましたか。

　なにか質問はありますか。

　それでは，ここで休憩をとることにしましょう[16]。時間は15分間です。10時45分から始めます。

休　憩
10:30
〜
10:45
（15分）

スライド2-15

休憩 15 分間

美ら海水族館

16　時間配分
　　私の研修や授業では15分から20分を１つのまとまりとして計画しています。そのために，研修や授業の展開によって１コマ90分に区切りよく収まらないことがあります。その場合でも，できるだけ時間内に収まるように授業内容や授業の展開を，その都度，調整しています。

Column 2-2 心のノート

　大学生もよくノートをとります。高校時代の学び方の影響でしょう。高校では先生の板書をそのままノートに書き写すことが中心的な活動となっている授業が少なからずあります。つまり，授業内容をノートに覚えさせているのです。学生はそのノートを手がかりに家に帰って1人で理解しようとします。しかし，わからないところがあるとお手上げです。誰かに聞こうにも，すぐに聞ける人がそばにいません。これは効率的な学び方とはいえません。

　一方，協同学習を導入した授業では，常に，共に学ぶ仲間が隣にいます。その仲間との対話を通して，授業で学んだことを，いろいろと関連づけしながら，その場で理解を深めることができます。それでもわからなければ教師がいます。仲間や教師と協力して，授業中に，理解の手足を伸ばせばいいのです。授業で習ったことをノートに覚えさせるのではなく「心のノート」に書き込む，そう理解してください。

　私の研修では3分とか5分といった短時間の話し合い（確認タイムや検討タイム）を多用します。その時間中，しっかりと話し合ってください。話し合いが終わり，印象に残った内容や，忘れたくない内容があれば，話し合いのあと，簡単にメモをとることはよいでしょう。

　もっと長時間の話し合いになった場合，メモをとる必要が出てきます。その際は，タイミングや方法を工夫して，相手の話を妨げないことが大切になります。

Ⅱ 学びの場づくり(後半)

第2講(1日目) 10:45〜12:15(90分)

(1) 傾聴とミラーリング(後半)

第2講
10:45
〜
11:20
(35分)

皆さん，お集まりですね。時間がきましたので，始めます。

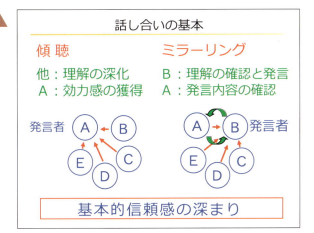

スライド 2-16

前の時間は話し合いの基本要素の1つ「傾聴」について確認しました。もう1つの基本要素が「ミラーリング」です。

❷ ミラーリング

スライド 2-17

話し合いの基本： ミラーリング

形　□ 話者の発言を復唱する
　　□ 話者の気持ちを「鏡」に映す

心　□ 話者を受け入れ、大切にする（敬意）
　　□ 話者を正しく理解する

修　□ A：発言内容の確認
　　□ B：理解に基づく発言
　　□ 他：場の共有

ミラーリングとは鏡に写すという意味です。前の発言者の発言内容を，鏡に写したように，前の発言者に返すという行為です。スライド(2-17)に示した5人グループのBを例にとれば，Aが話しているときBは傾聴します。Aの発言に続き，Bが発言しようとするとき，Bは自分の意見をすぐには話しません。自分の意見を述べる前に，Aの発言内容を復唱します。一字一句，間違いなく復唱する必要はありませんが，できるだけ聴いた通りに復唱します。これがミラーリングの「形」です。文字通り，相手の発言内容を鏡に写すように返すことです。

ミラーリングの「心」は，話し手の発言内容を正確に理解したいという，話者を大切に思う気持ち，すなわち話者を尊敬する気持ちの表れ，と理解できます。それこそボイス＝レコーダーのように寸分違わず話し手の発言内容を再現できたとしても，ミラーリングに期待できる心理的な効果は得られません。それはボイス＝レコーダーには相手を敬うという尊敬の心が伴っていないからです。

ミラーリングで，BがAの発言をどのように理解しているかが，Aにも，そのほかのメンバーにもわかります。Bの理解が間違っていればAは修正できます。実は，Bは正しく理解できているとAが判断した場合でも，ほかのメンバーが両者の違いを指摘することもあります。また，Bのミラーリングを聴いていてAが自分の発言内容を修正したいと思うこともあります。そのときは再度，Aが発言し直すということも起こります。

このようにAの発言を受けて，Bが心のこもったミラーリングをできれば，次に続くBの発言は，Aの発言内容を正しく理解したうえで，Aに対する敬意を前提とした発言であることを，Aも含めてグループ全体で共有できます。このような状況であれば，仮にBがAに対して反対意見を述べたとしても，Aは感情的になることなく，Bの真意を聴きたいと思うようになります。これがミラーリングの効果です。つまりミラーリングの「修」にあたるのが，発言内容の確認であり，理解に基づく発言となります。

ミラーリングも奥深い行為です。話し手の言葉はしっかり理解できているが，話し手の言葉と，話し手が本当に伝えたい内容が，どうも一致していないと感じるときがあります。そんなときは，言葉をミラーリングしたあとで，話し手の「気持ち」を推測して，推測した「気持ち」を言葉で返すことがあります。「いま，△△と言いましたが，本当は○○ということを伝えたかったのでは？」と。相手が「そうだ」と認めれば，話し手の真意を正しく捉えたことになります。私はこれもミラーリングに含めています。

```
スライド2-18
┌─────────────────────────────┐
│         確認タイム           │
│ □ ミラーリングを理解する     │
│    □ 個人　30秒              │
│      ① 自分の言葉で表現する │
│                              │
│    □ 集団　3分　縦のペアで   │
│      ② 1人1分ずつ説明する   │
│      ③ 話し合って理解を深める│
│      ④ 質問があれば準備する │
│                              │
│    □ 全体                    │
└─────────────────────────────┘
```

　それではミラーリングについても仲間と確認しておきましょう。まず30秒差し上げます。「安永」の説明を受容して，自分の言葉で表現してください。

　「ミラーリングを理解する」個人30秒：時間計測

　はい，30秒経ちました。では，またペアで理解を深めてもらいます。今度は「縦」つまり「前後」でペアを組んでください。5人グループのところもさっきと違った3人と2人に分かれてください。全体で3分間です。まず，1人ずつ，自分の理解を自分の言葉で表現してください。1人1分弱です。3人のところは1人40秒程度でお願いします。全員が発言し終わったら，残りの時間，話し合って理解を深めてください。質問があれば，あとで伺いますので，準備をしてください。

Column 2-3　ミラーリングの応用

　仲間の発言内容を復唱するだけでなく，仲間の状態をミラーリングすることもできます。話し合いの途中で，発言しない，または発言できない仲間がいたら「○○さん，あなたの意見をまだ聴いていないようですが」と水を向けるのも状態のミラーリングだと解釈できます。

　ときに，話し合いの場面で沈黙が起こることがあります。無意味な沈黙は生産的ではないし，居心地も悪いものです。誰も手助けしてくれません。自分たちで沈黙を打ち破り，先に進めることが大切です。そんなとき，沈黙している状態をミラーリングすることもできます。誰でも構いません。気づいた人が「皆，黙ってしまったね」と，その状況をミラーリングすることにより，状態を動かすきっかけになることもあります。

　対人関係においてミラーリングはもっと広い効果があります。本来，話し手のボディランゲージ（姿勢や行為やしぐさなど）を聞き手が意識的に真似ることをミラーリングといいます。聞き手が，話し手のしぐさをミラーリングすることで，話し手は居心地のよさを感じることがあります。あからさまな物真似は逆効果になることもあります。注意したいものです。

ここまでよろしいでしょうか。やり方について質問はありませんか。では，始めましょう。ペアでスライドに近い前の方からから始めてください。

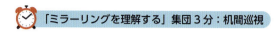「ミラーリングを理解する」集団3分：机間巡視

時間がきました。そこまでにしてください。
なにか質問ありませんか。

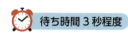待ち時間3秒程度

（3秒経ったら即座に）
はい，質問がないようですので，次に進みます。
いま，「えっ」という顔をしている方がいましたが，よろしいですか。
実は，これも学生によく言うことですが，私が「質問ありませんか」と尋ねたとき，3秒以内に手が挙がらなければ，全員が理解できたか，まったく理解できていないかの2つに1つと判断して，先に進むことにしています。これを「質問の3秒ルール」と呼んでいます。

なぜ「3秒」なのか。この研修に参加している皆さんは真剣に学んでいるはずです。大切な時間とお金を使って，この研修に参加しています。いい加減な気持ちで参加している人はいないと思います。であれば，1人で考え，仲間と考え，それでもわからないことがあったとき，質問の機会が与えられた瞬間，手が挙がるのが当然ですよね。だから3秒以上待つ必要がないのです。

質問をすることに学生も抵抗感があるようです。こんな質問をして仲間に笑われるのではないかという不安があるようです。そこで学生には，ほんの小さなことでも構わないので，少しでも疑問に思ったら即座に手を挙げて尋ねるように求めています。本人は小さいと思った質問でも，教師が適切に対応し，個人の小さな問題に留めるのではなく，見方によっては，あるいは取り上げ方によっては，全体にとって意味のある質問になることを実践を通して理解させます。そうすると，学生は質問しやすくなるようです。実際，入学したばかりの大学1年生でも5コマ目（5週間目）あたりから，100人ほどのクラスのなかでも，手が挙がるようになります。

ということで，これからも「質問の3秒ルール」を使いますので，そのつもりで積極的に参加してください。

（2）協同学習の基本構造

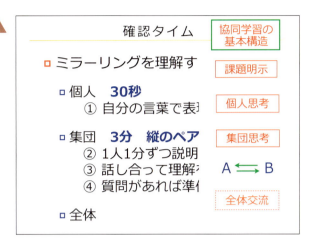

　さて，先ほどは，傾聴とミラーリングを説明したあと「確認タイム」をおこないました。このスライド（2-19），実は，協同学習の基本構造にそってつくられています。つまり「課題明示・個人思考・集団思考・全体交流」といった一連の流れになっています。順番に説明します。

① **課題明示**：課題明示とは，活動の目的と手順を参加者全員で共有することです。「確認タイム」のスライドには，活動の目的と手順が明示されています。参加者全員が目的と手順を事前に共有していれば，活動開始の指示が出されると同時に，参加者全員が一斉に活動を始められます。
　課題を共有していなければ参加者はすぐに動くことができません。ときに，顔を見合わせて「どうすればいいの」といった困惑した表情を見せます。こんな状態のグループが1つでもあれば「手挙げ」を使って，全体の活動をただちに止めてください。そして，止めた理由を簡潔に説明し（状態のミラーリング），課題明示が不十分であったことを詫び，再度，課題の目的と手順を説明してください[17]。

② **個人思考**：グループ学習といえばグループでの活動がなにより大切と，多くの人が考えています。もちろんグループ活動は大切です。ただし，グループ活動の効果を最大限に引き出すためには準備が必要です。それが個人思考です。集団で話し合う内容について，自分の意見をあらかじめつくる作業です。自分の意見がなければ話し合いで積極的に発言することはできません。

---

[17] **全体指導**
　この場合，うまくいっていないグループのみを対象とした個別対応はしません。一見，うまくいっているように見えるグループも，曖昧な指示を手がかりに教師の意図を忖度しての活動であり，自分たちの活動に確信をもてていない可能性があります。そのため，全体を止めて，再度，課題を明示します。

　　　　アクティブラーニング（AL）も同じです。ALという言葉が広がるにつれ，授業のなかでも学生に活動させることが大切という考え方，グループ活動の重要性が認識されたことは嬉しいことです。しかし，もう一歩進めて，グループ活動には準備としての個人思考，つまり「事前準備」「予習」が極めて大切であることを，ぜひとも理解してもらいたいものです。

③ **集団思考**：集団思考はグループ活動そのものです。ここでの注意事項は，参加者全員がほぼ同じ程度，発言するということです。1人が話し続け，ほかのメンバーが聴き続けるという役割分化はダメです。すべての参加者が等しく貢献するという意味で，1人が1回話せば，ほかのメンバーも1回話す。1人が1分話せば，ほかの人も1分話す。まったく形式的ですが，この点を常に意識して全員が等しく貢献することを心がけてください。

　　むろん，貢献という意味では，必ずしも形式的な側面に捉われず，内容を重視すべきであるという意見も理解できます。しかし，話し合いの場面では，やはり自分の考えを話すことが大切です。個人思考でしっかりと考え抜いた内容を，仲間との意見交換を通してさらに深めるのが集団思考です。意見交換による交流が多いほど理解は深まります。発言が少ないと，長期的に見て，その本人にも，またグループにとっても不利益になります。

④ **全体交流**：グループでの活動のあと，必要に応じて，グループを越えて全体で対話をします。ただし，常におこなう必要はありません。各グループでの集団思考において，十分に理解が深まっているのであれば，次に進んでも構いません。

　　グループ活動のあとは教師がまとめるものであると思い込んでいる人がいます。そうしなければ正しい結論に到達できないと思い込んでいる人もいます。しかし，私たちがどんな人材を育てようとしているか。この点をしっかりと考えれば，間違った結論を即座に訂正することは，かえってマイナスです。ある程度の誤りは受け入れ，次の展開において，学生自身が間違いに気づき修正することを期待したいと思います。これこそ，主体的・対話的で深い学びができる人材の育成につながると思っています。

　　教師がまとめをおこなう場合も，各グループでの検討結果を十分に尊重することを心がけてください。そうせず，教師が事前に準備した結論を押しつけると「だったら最初から先生が教えてくれればよかったのに」という不平不満が上がり，グループ活動に対して消極的になります。

スライド 2-20

```
          協同学習の基本技法

    ラウンドロビン      C ← B   協同学習の
    シンク=ペア=シェア   A ⇄ B   基本構造

    ① クラス全体に課題を与える    課題明示
    ② 1人で考える             個人思考
    ③ グループ（ペア）で、ほぼ同    集団思考
      じ時間を使って、順番に考え
      を述べ、対話する
    ④ クラス全体で話し合う       全体交流
```

　この協同学習の基本構造に基づく最も単純な話し合いの技法が，ラウンドロビン（RR）とシンク＝ペア＝シェア（TPS）です。両者は人数の違いで区別していますが，内容はまったく同じです。両者の基本的な流れ，基本構造をスライド（2-20）にまとめています。しっかりと理解してください。RRとTPSは簡単な技法だけに，いたるところで使える汎用性の高い技法です。さまざまにアレンジして使ってください。

スライド 2-21

```
              確認タイム

    □ 協同学習の基本構造を理解する

      □ 個人   30秒
         ① 自分の言葉で表現する

      □ 集団   3分   TPS 横
         ② 1人1分ずつ説明する
         ③ 話し合って理解を深める
         ④ 質問があれば準備する

      □ 全体
```

　それではここで「確認タイム」に入りましょう。TPSをおこないます。まずは30秒，1人で考えてください。

 「協同学習の基本構造を理解する」TPS 横（個人 30 秒）

　はい，それでは集団思考をお願いします。スライド（2-21）では「TPS（シンク＝ペア＝シェア）横」とありますので，隣の方とペアになってください。5人グループは2人と3人に分かれてください。では，窓側の方からお願いします。

Ⅱ 学びの場づくり

「協同学習の基本構造を理解する」TPS 横(集団 3 分,窓側から):机間巡視

はい,ありがとうございます。
よろしいですね。では次にいきます。

(3) 関連づけ

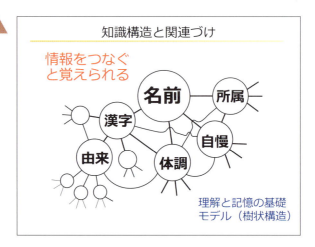

スライド 2-22

　次の工夫が「関連づけ」です。関連づけは学習において大切な活動です。この研修でも繰り返し出てきます。関連づけの意味が理解できると学び合いの意味も理解できます。
　これ(スライド 2-22)は心理学でいわれている理解と記憶の基礎モデルです。私たちは多くの知識をもっていますが,その知識はバラバラにあるのではなく,このように,いろいろな知識が手足を出してつながっています。これを専門用語では樹状構造といいます。ノード(知識)とリンク(手足)でできていると仮定しています。実際にはどのようになっているかわかりませんが,このような構造になっていると考えると,記憶に関するいろいろな現象がうまく説明できます。
　先ほどの自己紹介では「メモをとらないでください」とお願いしました。多くの人が,仲間全員の姓と名を覚えられるか心配したと思います。でも,どうでしょうか。メモをとらなくても思いのほか覚えられたのではないでしょうか。どうしてか。それは,スライドにあるように「漢字」や「由来」や「体調」や「お国自慢」など,いろいろな情報を「名前」に関連づけたからです。名前を言えなかったとき,その人と話すことをお願いしました。話すことを通していろいろな情報を得ることができ,それらの情報が名前とつながって,名前を覚えやすくなります。情報をつなぐと覚えられます。
　協同学習では,この関連づけの働きをうまく活用しているといえます。1 人で関連づけするよりは仲間と関連づけしたほうが,思いもよらない対象との関

連づけが増え，楽しみながら関連づけを膨らませることができます。その結果，理解が深まり，記憶が定着します。関連づけの効果は絶大です。

スライド2-23

> 確認タイム
> ▫ 関連づけを理解する
>   ▫ 個人　**30秒**
>   ① 自分の言葉で表現する
>   ▫ 集団　**3分　TPS 縦**
>   ② 1人1分ずつ説明する
>   ③ 話し合って理解を深める
>   ④ 質問があれば準備する
>   ▫ 全体

　さて，また「確認タイム」のスライド(2-23)が出てきました。もうそろそろ出てくるな，と予想されていたのではないでしょうか。そうです。そろそろ「確認タイム」がくるという構えができてきました。「確認タイム」では自分の言葉で説明しないといけないというプレッシャーがありますので，講師の話を真剣に聴くようになります。また，「確認タイム」のスライドを見れば即座に反応ができるようになります。ここまでくれば，授業もテンポよく展開し，活動性が高まってきます。
　早速，確認タイムをおこないましょう。今度は「TPS（シンク＝ペア＝シェア）縦」とありますので，前後の方がペアになってください。5人グループは先ほどとは違う2人と3人に分かれてください。では，後の方からお願いします。

　「関連づけを理解する」TPS 縦（個人30秒，集団3分，後から）：机間巡視

ありがとうございます。

(4) 雰囲気づくりと配慮

スライド2-24

仲間づくりに込めた創意工夫

- 傾聴とミラーリング(復唱)
- 協同学習の基本構造
  - 課題明示 → 個人思考 → 集団思考
- 関連づけ
  - 方法：関連した情報をつなぐ
  - 効果：理解を深め、記憶を高める
- 雰囲気づくりと配慮

さてもう一度，このスライド(2-24)を見てください。最後に残ったのが，雰囲気づくりと配慮です。

① **雰囲気づくり**：自己紹介ではポジティブな話をしてもらうことにしています。「お国自慢」は基本的に明るい話題です。ポジティブな話は場を明るくします。ネガティブな暗い話よりも間違いなくよい雰囲気になります。私の授業でも毎回，導入の挨拶のときに「ちょっといい話」をお願いしています。これもいい雰囲気づくりになります。

② **配慮**：自己紹介のときに「いまの体調・気分」を話してもらいました。なぜなら仲間の体調を理解できていると，仲間の体調に合わせて適切にサポートできるからです。体調がすぐれない人がいた場合，そのことを配慮した支援の仕方を工夫できます。仲間と学ぶということは，そこまで含みます。ご理解いただけますね。

さて，以上で「学びの場づくり」が終わりました。

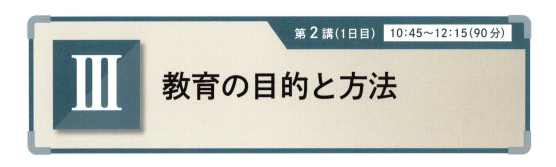

0 導入

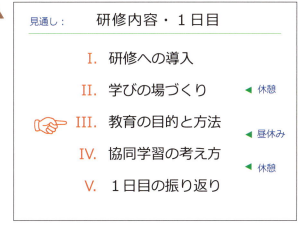

それでは，これから「教育の目的と方法」に入ります。

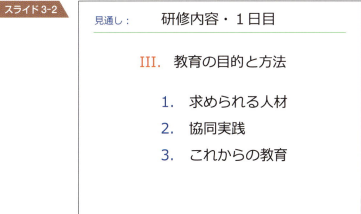

ここで取り上げる内容は「求められる人材」「協同実践」「これからの教育」の3点です。

III 教育の目的と方法

1 求められる人材

第2講
11:22
〜
11:35
(13分)

ところで皆さんは「なぜ」この研修を受けているのでしょうか。この研修の目的は2つでした。1つは「LTD授業モデルに基づく活動性の高い授業を実践できる」ことであり，もう1つは「協同実践力を養う」ことでした。皆さんは「なぜ」活動性の高い授業づくりを学ぶ必要があるのでしょうか。「なぜ」協同実践力を養う必要があるのでしょうか。もちろん皆さんには，それぞれの思いや目的があると思います。この点を一度考えておくことは，研修に参加する意味や意義が明確になり，研修に対する取り組み方が変わってきます。

スライド3-3

思い： 教育研究活動の目的

▫ すべての人が平和で幸せに暮らせる
　「人間尊重社会」の実現

その実現に貢献できる
「現場で活躍できる人」の育成
（常に変化成長できる人）

私にとっての思いや目的を示したものがこれ（スライド3-3）です。「すべての人が平和で幸せに暮らせる人間尊重社会の実現」に向け[1]，それぞれに与えられた「現場で活躍できる人」を育成する。これが私の教育研究活動の目的です。

それぞれの職場には「あの人がいるから，ここはうまくいっている」，そんな人がいると思います。その人こそ現場で活躍できている人と考えています。そのような現場で活躍できる人は，それぞれの現場で与えられた仕事を通して，常に学び，変化成長できる人です。

---

1 **教育目的**
「すべての人が平和で幸せに暮らせる社会」は，出光興産の創業者である出光佐三の言葉です。佐三は「人間尊重社会」の実現に向け，起業家として努力を重ねた人です。佐三の言葉と思想に出会い，私の教育研究活動のめざすべき方向性を確認できました。詳細は安永（2017a）をご覧ください。

第2講(1日目) 10:45〜12:15(90分)

スライド3-4

```
目的：　　常に変化成長できる人

① 目的意識をもって
② 幅広く情報を収集し
③ 主体的かつ論理的に考え
④ 自分の言葉で語り
⑤ 仲間と交流して
⑥ 根源を問い続け
⑦ 実践でき
⑧ 結果に責任をとれる人
```

　現場は生き物です。日々変化しています。そこでは大小さまざまな問題や課題が生じています。現場でなんらかの問題や課題に出くわしたら，①その現場の活動目的を明確に意識し，②多くの情報源から必要な情報を得て，③主体的かつ論理的に考え，④自分の言葉で語り，⑤仲間の意見も参考にしながら，⑥根源を問い続け，最終的に自分自身で判断します。その判断に基づき，⑦実践し，問題解決にあたります。そして⑧実践の結果に対して責任をとります。
　この「現場で活躍できる人」の育成を通して人間尊重社会の実現に向けて，教育という現場で少しでも貢献したいというのが，私がこの研修をおこなっている理由です。ここで内容を確認してもらいましょう。

スライド3-5

```
確認タイム

▫ 常に変化成長できる人の特徴を
　理解する

　▫ 個人　30秒
　　① 自分の言葉で表現する
　▫ 集団　3分　TPS 横
　　② 1人1分ずつ説明する
　　③ 話し合って理解を深める
　　④ 質問があれば準備する
▫ 全体
```

　いま説明した「常に変化成長できる人」が現場でおこなっていると仮定した一連の活動を理解してください。ではまず個人で，考えてください。

「常に変化成長できる人の特徴を理解する」個人30秒：時間計測・参加者観察

それでは，次が集団です。スライド(3-5)には「TPS（シンク＝ペア＝シェア）横」とありますので，横の人とペアになってください。5人グループは2人と3人に分かれてください。では3分間，窓側の人から，お願いします。

「常に変化成長できる人」TPS 横（集団3分，窓側から）：机間巡視

 はい，そこまで。

常に変化成長できる人に仮定される一連の活動，ご理解いただけたでしょうか。

2　協同実践

第2講
11:35
〜
12:05
（30分）

スライド3-6

目的：　常に変化成長できる人

① 目的意識をもって
② 幅広く情報を収集し
③ 主体的かつ論理的に考え
④ 自分の言葉で語り　　　　　　協同の精神
⑤ 仲間と交流して
⑥ 根源を問い続け　　　　　　　科学的探究
⑦ 実践でき
⑧ 結果に責任をとれる人

私は，「常に変化成長できる人」に特有な活動内容を考え続けるなかで，「協同の精神」と「科学的探究」がその根底にあるのではないかと考えるようになりました。

特に⑥の根源を問い続けることは，私たち研究者が常におこなっていることです。いわゆる「科学的探究」です。また，⑤の仲間と交流することは，協同学習が大切にしていることです。意味ある交流をもたらすために，私が最も大切にしているのが「協同の精神」です。

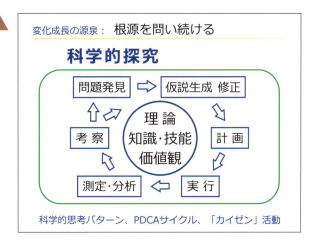

　これ（スライド3-7）が「科学的探究」です。「科学的探究」とは，問題発見，仮説生成・修正から始まり，計画，実行，測定・分析，考察にいたるサイクルであり，それがスパイラル状に展開すると表現できます。これは物事の本質を問い続け，新しいものを創り出すプロセスです。いわゆるPDCAサイクルと同じです。この科学的探究の方向性や手段などを決定する際に，関連する基本的な知識や技能，それらを根底で支える理論や価値観が大きく影響します。

　この科学的探究の各ステップで十分な成果をあげるには仲間との一致協力が欠かせません。ここに登場するのが「協同の精神」です。

スライド3-8

変化成長の源泉： 仲間と交流する

協同の精神

仲間と共有した
目標の達成に向け
仲間と心と力をあわせ
いま為すべきことを見つけ
真剣に取り組む心構え

　協同の精神とは「仲間と共有した目標の達成に向け，仲間と心と力をあわせて，いま為すべきことを見つけ，真剣に取り組む心構え」と表現できます。仲間と協同するには，まず達成すべき目標を仲間と共有する必要があります。目標を共有できて初めて仲間と協力できます。その際，協力し合う仲間１人ひとりが自分の置かれた状況を主体的に判断し，いま為すべきことを見つけ，真剣に取り組むことが求められます。協同の精神は心理的な構えといえます。

III 教育の目的と方法

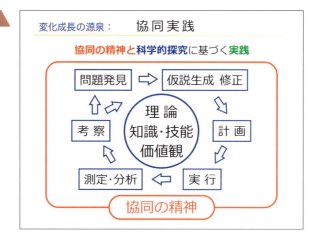

　現場で活躍できる人の活動内容を考えるなかで，彼らの変化成長を根底で支えているものとして「科学的探究」と「協同の精神」を想定しました。「協同の精神」を共有した仲間同士の一致協力により「科学的探究」の各ステップが効率よく回転することで，日々の現場で起きている問題や課題を仲間と共に解決でき，その体験から多くのことを学べます。そして，現場で活躍できる人の変化成長を根源で支えているのが，この「協同の精神」と「科学的探究」に基づく実践であると考えるようになりました。これを私は「協同実践」と呼んでいます。また「協同実践」を実行できる能力を「協同実践力」と表現しています。

　この協同実践力は，さまざまな現場での，さまざまな場面における，すべての活動の質を高めます。それだけに協同実践力の育成こそが，現場で活躍できる人材の育成につながると考えています。

Column 3-1　トヨタの「カイゼン」

　「科学的探究」と「協同の精神」を前提とした協同実践は実業界で使われている「PDCA サイクル」やトヨタの「カイゼン」と共通する考え方と理解できます。PDCA サイクルは科学的探究のプロセスそのものです。また，トヨタの「カイゼン」は「前向きに働く現場の人たち」による現場改善活動といわれています。この現場改善活動の目的は「環境変化に適応して常に進化しつつ生き残り続ける現場，そこで働く人たちがそれぞれの力を最大限に発揮している現場，現場の競争力の源泉を連綿と生みだし続ける現場」の実現です (OJT ソリューションズ, 2017)。そこには間違いなく，私が提唱する「協同の精神」と相似形の考え方が前提となっていると判断できます。

　物づくりの現場と教育の現場は似ています。現場改善活動の「現場」を「学校」と読み替えれば，そのまま教育の現場にも通用します。「チーム学校」を実現するためには学校を現場とみなした「カイゼン」活動が，私たち教師に求められています。同時に，将来，地域や現場を担う学生たちに，現場改善活動の基盤となる協同実践力を身につけさせることは高等教育と現場，さらには高等教育と地域や社会とを結びつける教育内容としても大きな意義をもちます。

第 2 講(1日目) 10:45〜12:15(90分)

スライド 3-10

```
確認タイム

□ 教育目的としての協同実践を理解する

    □ 個人　30秒
        ① 自分の言葉で表現する

    □ 集団　5分　RR
        ② 1人ずつ説明する
        ③ 話し合って理解を深める
        ④ 質問があれば準備する

    □ 全体
```

　ここで「確認タイム」です。今度はラウンドロビン(RR)で協同実践について理解を深めます。個人思考 30 秒から始めましょう。では，お願いします。

「協同実践を理解する」個人 30 秒：時間計測

　はい，時間です。それではラウンドロビン(RR)です。各グループの 1 番さんから時計回りでお願いします。

Column 3-2　総合的な探究の時間

　高等学校の学習指導要領の改訂に伴い，これまでの「総合的な学習の時間」が「総合的な探究の時間」と名称を変え「探究」の重要性が強調されています。「総合的な探究の時間」の目標として以下の 3 点があげられています。本研修で提案している「協同実践」と軌を一にする内容となっている点に注目したいと思います。また，高大接続教育を考える際の共通項と位置づけることができ「探究」を中核に据えた接続教育の議論を加速したいと考えています。

＊　＊　＊

　探究の見方・考え方を働かせ，横断的・総合的な学習をおこなうことを通して，自己の在り方生き方を考えながら，よりよく課題を発見し解決していくための資質・能力を次のとおり育成することを目指す。
(1)　探究の過程において，課題の発見と解決に必要な知識及び技能を身に付け，課題に関わる概念を形成し，探究の意義や価値を理解するようにする。
(2)　実社会や実生活と自己との関わりから問いを見いだし，自分で課題を立て，情報を集め，整理・分析して，まとめ・表現することができるようにする。
(3)　探究に主体的・協働的に取り組むとともに，互いのよさを生かしながら，新たな価値を創造し，よりよい社会を実現しようとする態度を養う。

〔文部科学省(2018)高等学校学習指導要領解説　総合的な探究の時間編. p.11〕

Ⅲ 教育の目的と方法

　「協同実践を理解する」RR（1番から）：机間巡視

はい、時間です。
　なにか質問ありますか。

3 これからの教育

第2講
12:05
〜
12:15
（10分）

スライド3-11

```
              これからの教育

  目的  □ 現場で活躍できる人 の育成
           （協同実践力のある人）
                  ⬆
  方法  ○ 主体的・対話的で深い学び
           アクティブラーニング（AL）

  理論         協同学習
         「協同の精神」に基づく学習
```

　教育目的が具体化すれば、それにふさわしい教育の方法を選ぶことができます。現場で活躍できる人を協同実践力がある人と想定すれば、従来型の教師中心で一方向的な授業において、協同実践力の育成は不可能ではありませんが、著しく難しくなります。学生中心のアクティブラーニング（AL）を組み込んだ授業が有効であることは、参加者の皆さん、異論はなかろうかと思います。
　では、ALをいかに展開すればよいのか。
　ALの実践を支える最も効果的な考え方が協同学習です。私の言葉で表現すれば「協同の精神」に基づく学習となります。この協同学習の基本的な考え方は午後に学ぶことにします。

　ここまで、午前中、一緒に体験しながら学んできたことは、この研修の基盤となる内容でした。十分に理解していただきたいと思います。
　質問があればお願いします。

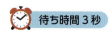　待ち時間3秒

　はい、ありがとうございました。

第 2 講 (1日目) 10:45～12:15 (90分)

　それでは午前中はここまでにします。
　午前中，一緒に学んでくれた仲間にお礼を言いましょう。
　昼休みは 60 分間です。午後は 13 時 15 分から再開します。

昼休み
12:15
〜
13:15
（60分）

スライド 3-12

昼休み
60分間

13:15
再開

那覇空港

Column 3-3　久留米大学医学科の教育目標

　久留米大学の医学科は，詩人・北原白秋の言葉「国手の理想は常に仁なり」を基本理念に，下記の教育目標の達成に向け，卒業時コンピテンスとして掲げた資質・能力を備えた医師の育成をめざしています。
　この教育目標の「医師」を「教師」に，「患者」を「学生」に，そして「医療」や「診療」を「教育」に読み替えれば，医師の養成のみならず，教師の養成にも見事にあてはまります。普遍性の高い教育目標といえます。さまざまな領域の教育目標を考える際の参考になります。

医学科の 3 大目標
　1. 医師や研究者として職責を果たすのに必要な知識と技能を修得する
　2. 患者に寄り添うとともにチーム医療の実践に必要な態度と習慣を身につける
　3. 時代や社会，そして地域の多様なニーズに対応できる人間性と良識を涵養する

卒業時コンピテンス
　1. 高い倫理観と職業意識　　　4. チーム医療の実践と安全性の確保
　2. 豊かな人間性と一般教養　　5. 地域・国際社会への貢献
　3. 総合的・実践的な診療能力　6. 科学的探究心と自己研鑽

['19 久留米大学 医学部医学科シラバス 医学教育カリキュラム, p.1, p.4]

Column 3-4 アクティブラーニングの定義

　アクティブラーニング(AL)の火つけ役ともいえる中央教育審議会による質的転換答申(2012)では，ALを「教員と学生が意思疎通を図りつつ，一緒になって切磋琢磨し，相互に刺激を与えながら知的に成長する場を創り，学生が主体的に問題を発見し解を見出していく能動的学修」と定義しています。また，AL研究の第一人者である溝上(2014)は，「一方向的な知識伝達型講義を聴くという(受動的)学習を乗り越える意味での，あらゆる能動的な学習のこと。能動的な学習には，書く・話す・発表するなどの活動への関与と，そこで生じる認知プロセスの外化を伴う」と定義しています。これらの定義は学術的な背景をもつ専門的な定義であり，ALの本質をよく表しています。

　しかしながら，専門的な定義は実践者である教師にとって必ずしもわかりやすい表現とはいえません。専門的な定義を読んだだけで，ALの本質を理解し，教師中心で一方向的な従来型の授業を，学生中心のAL型授業に変える具体的な手立てを主体的に考えることは，教師にとっては相当難しい作業です。教師の主体的・能動的なAL型授業づくりを促す，教師にもわかりやすいALの定義が望まれます。

　この点に関して鹿内(2016)は，「学習者の脳にスイッチを入れてあげること。学習者の脳をきもちよく回転させてあげること。教師がこれら2つのことをしてあげれば成立するのがアクティブラーニングである」と，ALの本質を平易な言葉で喝破しています。これは教師にとってわかりやすい定義です。この定義を聴いた瞬間，ALが成立していたと思われる具体的な場面が，自らの体験のなかから自然と立ち上がってきます。自分が直接関与したその場面を手がかりに「学生の脳にスイッチを入れるためには，どのような手立てが有効か」，主体的かつ能動的に考え始めることができます。各自が思い出す「脳にスイッチが入った」状態は具体的な現象として描くことができ，多くの人と共有できます。

IV 協同学習の考え方

第3講(1日目) 13:15～14:45(90分)

0 導入

第3講 13:15〜13:30 (15分)

スライド4-1

```
再開・午後の部

□ 仲間と挨拶    7分 RR

□「昼食は？」「体調は？」

□ 午前中の振り返り
  ① 1人ずつ疑問点があれば出す
  ② 話し合って疑問を解決する
  ③ 質問があれば準備する

□ 全体
```

　皆さん，お揃いでしょうか。時間になりましたので，午後の部を始めます。
　それでは，まず仲間と挨拶をしましょう。いまからグループ全体に7分差し上げます。全員で挨拶したあとに，どんな美味しいお昼ご飯を食べたのかと，いまの体調について，ラウンドロビンで簡単に紹介してください。その後，午前中の内容で気になっている点があれば，仲間と再度確認してください。質問があれば，あとで受けます。
　全体で7分です。時間がきたら，また手を挙げますので，それまで話し続けてください。傾聴を忘れないでください。では，2番さんからお願いします。

　「昼食，体調，振り返り」RR(集団7分，2番から)：机間巡視[1]

1　机間巡視の方法
　参加者の様子を観察します。午前中の研修会開始前の雰囲気と比べてください。大きな差が見られます。多くの方が笑顔で，リラックスした様子で話しているはずです。ここで感じた，よい雰囲気を，のちほど皆さんに伝えてください。
　また，研修内容について発言があれば，その内容にも注意を払ってください。内容を吟味し，必要に応じて「全体」で取り上げます。

47

Ⅳ 協同学習の考え方

　はい止め。そこまでにしましょうか。

　皆さんとてもいい顔をされていると思います。今朝，研修が始まったころは，ちょっと緊張がありましたが，いまは本当にいい顔をされていますね。雲泥の差です。これが協同学習のよさですね。

　ところで，質問，ありますか。

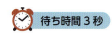

　大丈夫ですか。いま，心の中で3つ，数えませんでしたか。「質問の3秒ルール」ですね。それでいいのです。午前中にお伝えした基礎基本はとても大切です。基礎基本をおろそかにすると，すぐに形ばかりになり，協同学習本来の効果が失われます。研修の最後まで，基礎基本の心がけをお願いします[2]。

Column 4-1　質問への対応

　参加者から質問があれば，どの段階でも，しっかりと対応することが大切です。研修は授業と同様，参加者の変化成長が目標です。計画した研修内容を計画通り進めることではありません。講師は，研修の最終目的とそこにいたるまでの過程を意識しながら，参加者の質問に対応します。想定内の質問であれば簡潔に答えます。

　しかし，研修で最もスリリングで楽しい瞬間は，予想もしなかった質問を受けたときです。講師の指導力が問われる場面です。そのような質問を受けたとき，私がしばしばとる対応策が2つあります。

　まず，ミラーリングをして質問の真意を理解できているかを尋ねます。正しければ「そうです」という返答があります。この返答に引き続き，質問内容をより詳しく説明してくれることもあります。このミラーリングにより，質問を正しく理解できると同時に，この時間を使って回答を準備することもできます。

　次に，質問者とのやり取りを通しても，適切な回答ができない場合は，うまく説明できないことを率直に認め，参加者全員で考えるという方法をとることもあります。わからないことをわからないと認めることは悪いことではありません。大切なことは，思いもよらない質問をも学びの素材として取り上げ，研修や授業の目的を達成するための好機と捉えることです。

2　**基礎基本への言及**
　協同学習の基礎基本は一度理解し，実践したら習得できるものではありません。繰り返し実践することで経験知が高まり，習熟度が増します。基礎基本を常に意識しながら，研修に参加してもらうことが大切です。しばらくは，ことあるごとに傾聴や手挙げなどに対する注意喚起をおこなうと効果的です。その後も，基礎基本が疎かになりかけたときは注意してください。もちろんよくできていると思ったときは，積極的に取り上げ，褒めると同時にその意味を確認することが大切です。

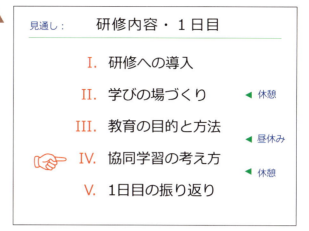

それでは「協同学習の考え方」に入ります。

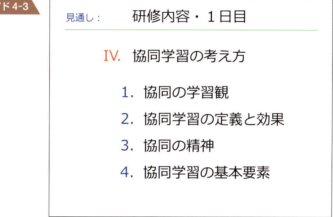

内容は4つです。「協同の学習観」「協同学習の定義と効果」「協同の精神」と「協同学習の基本要素」です。

1 協同の学習観

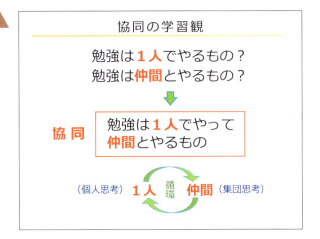

　まず，学習観です。学習観とは学習に関する考え方です。学習をどのように捉えるかにより，学習に対する取り組み方や授業づくりも違ってきます。

　ところで皆さんは「勉強は1人でやるもの」と思っていますか。それとも「勉強は仲間とやるもの」と思っていますか。どうでしょうか。このように問われると，最近のアクティブラーニング（AL）の議論を気にして，また協同学習をやっている「安永」から問われているのだから，ここでは「勉強は1人でやるもの」を否定して，「勉強は仲間とやるもの」と言っておくほうが得策だと考えませんでしたか。実は，この点が大きな問題だと思っています。

　意外に思われるかもわかりませんが，協同学習は決して「1人での学び」を否定していません。否定しているのは「1人での学び」ではなく「学びを個に閉じること」です。また，「勉強は仲間とやるもの」という考え方も否定しませんが，仲間とやっておけばよい，とも考えていません。協同学習は仲間と学び合うことを強調しますが，それ以上に，1人での学びを重視します。

　協同学習の基本構造を思い出してください。「集団思考」の前に必ず「個人思考」をおこないます。これはグループで学び合うためにはメンバー1人ひとりが自分の意見やアイディアをもっていなければ意見交換ができず，学び合いの質が高まらないからです。そういう意味で，個別や競争の学習観と同様に，またはそれ以上に，協同の学習観では1人で学ぶことを重視します。

　1人で学べない学生が，グループで学べるはずがありません。1人で勉強して終わるのではなく，仲間と勉強したら，よく理解できた。仲間に教えてあげたら「ありがとう」と感謝された。仲間と学ぶことの素晴らしさがわかったので，仲間との学びをもっと充実したい。そう思って，いままで以上に，真剣に，1人で予習するようになります。ここに1人で学び，仲間と学ぶという好循環が生まれます。これこそ協同学習の真髄である，といえます。

　AL型授業と称している実践のなかには，この辺を誤解し，グループ活動を

第 3 講(1日目)　13:15〜14:45(90分)

させれば AL は成り立つと考えている授業が目につきます。その結果，期待された深い学びは実現できず，かえって，学力の低下を招いているという現実があります。この点はしっかりと意識しておいてください。

ご理解いただけましたか。質問はありませんか。先に進んでよろしいでしょうか。

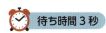
待ち時間 3 秒

2　協同学習の定義と効果

(1) 協同学習の定義

第 3 講
13:45
〜
14:00
(15分)

スライド 4-5

定義：　　協同学習とは　1/2

協同して学び合うことで、**学ぶ内容の理解・習得**を目指すとともに、協同の意義に気づき、協同の技能を磨き、協同の価値を学ぶ（内化する）ことが意図される教育活動である。

（関田・安永，2005）

では「協同学習の定義」にいきましょう。いろいろな方が定義を述べています。ここでは関田・安永(2005)の定義をあげておきます。

少し読みます。協同学習とは「協同して学び合うことで，学ぶ内容の理解・習得を目指すとともに，協同の意義に気づき，協同の技能を磨き，協同の価値を学ぶ(内化する)ことが意図される教育活動である」。一度読んだだけでは理解しにくいと思いますので，皆さんで一度，声に出して読んでいただけますか。

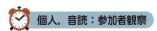
個人，音読：参加者観察

協同学習の定義の理解を深めるために，定義の内容を分析的に見ていきましょう。概念の定義は，必要最低限の言葉で概念の意味を表しています。それだけに，概念定義で使われている言葉 1 つひとつにこだわることが大切です。

この協同学習の定義は，協同で学び合うことで 2 つの点が獲得できると述べています。1 つが「学ぶ内容」です。もう 1 つが「協同」についてです。

Ⅳ 協同学習の考え方

> **スライド4-6**
>
> 定義： 協同学習とは 2/2
>
> □ 認知：学ぶ内容の理解と習得
>
> □ 態度：協同の意義に気づき
> 　　　　　技能を磨き
> 　　　　　価値を学ぶ
>
> □ 認知と態度の同時学習

　それをまとめたのが，このスライド(4-6)です。前者が認知で，後者が態度です。認知は授業で学ぶ内容です。一般的に「成績」と呼ばれているものに対応します。協同学習は成績を高めることを第一の目的としています。この点は大切です。決して仲良く学び合えば，それでよいというものではありません。

　一方，態度は特定の授業にかかわらず，人間生活全般に通じる身構えです。ここでは協同についてその意義に気づき，協同の技能を磨き，実践することで，協同の価値を深く学ぶことができるといっています。

　この協同学習の定義から，協同学習を導入すると認知と態度の両面が同時に学習できるというメリットがあります。協同学習では「認知と態度の同時学習」と呼んでいます。

> **スライド4-7**
>
> 確認タイム
>
> □ 協同学習の定義を理解する
>
> 　□ 個人　**30秒**
> 　　① 自分の言葉で表現する
>
> 　□ 集団　**4分　RR**
> 　　② 1人1分ずつ説明する
> 　　③ 話し合って理解を深める
> 　　④ 質問があれば準備する
>
> 　□ 全体

　それでは協同学習の定義を理解することにしましょう。個人思考，30秒です。よろしくお願いします。

「協同学習の定義を理解する」個人30秒：時間計測

はい，時間です。それではラウンドロビン(RR)です。3番さんからお願いします。

「協同学習の定義を理解する」RR(3番から)：机間巡視[3]

はい，時間です。
なにか質問ありますか。
それでは次にいきます。

Column 4-2 「きょうどう」の漢字

「きょうどう」に関して，皆さんはなんらかのイメージをもっています。それは「きょうどう」にあてる漢字にも現れています。「共同」「協働」そして「協同」，それぞれ「きょうどう」に対する認識の違いを反映しています。

広辞苑(第7版)によると，協同とは「ともに心と力をあわせ，助けあって仕事をすること。協心」，協働とは「協力して働くこと」，また，共同とは「二人以上の者が力を合わせること。『協同』と同義に用いることがある。二人以上の者が同一の資格でかかわること」と説明されています。

これらの定義から，2人以上の者がことをおこなう最も広い意味が「共同」であり，特に心を合わせて助け合いながらことをおこなう場合に「協同」という言葉が用いられているようです。さらに，「協働」と「協同」とは極めて類似した概念でありながら「協同」が心理的側面に重点を置いた表現であるのに対して，「協働」は働くという身体的な活動を強調したものといえます。

関連して「協調」という言葉がしばしば使われています。「協調」は，立場の異なる者同士がなんらかの課題解決のために連携し合う状態をさした言葉といえます。

詳細については関田・安永(2005)をご覧ください。

---

3 活動の表記
　幾度か「確認タイム」の指示スライドに従って活動してきました。「確認タイム」の活動は定式的ですので，すでにスライドを見ただけで活動が予測できると思います。そこで，これからは⏰マークを使用して指示スライドの掲示を省略します。もちろん実際の研修ではスライドを掲示しています。

(2) 協同学習の効果

第3講
14:00〜14:20
（20分）

スライド4-8

協同学習の効果

授業 ＝ 学習指導 × 学生指導

同時学習
- 認知：科目内容の理解と活用
- 態度：協同の価値、動機づけ
　　　　学習・仲間・学校の見方
- 技能：協同の技能（対人関係スキル）
　　　　学習スキル・読解スキル
　　　　対話スキル

　協同学習の定義に対応するように，協同学習の効果として，認知と態度と技能の同時学習が期待できます。技能は一般的に認知に含めますが，私は両者を区別して表記することにしています。技能には「認知を支える技能」も「態度を支える技能」もありますが，両者を明確に区別することは難しいと考えています。したがって，技能を，認知と態度とは区別して取り扱っています。

　認知はいわゆる成績です。授業内容にかかわらず，授業に協同学習を導入すると授業内容の「理解と活用」が伸びます。もともとの成績にかかわらず，すべての学生の成績が伸びます[4]。特に，最初に効果が現れるのが，成績が低い学生です。ときには1か月や2か月で急激に伸びることもあります。成績がもともと高い学生も活用力や応用力が伸びます[5]。これまでの研究結果によれば，協同学習による授業の成績は，一方向的に話す従来型の授業と比べて，低く見積もっても「悪いことはない」という結果が得られています。

　態度に関しては，まず，協同のよさを理解できます。仲間と協力して学ぶことの意味とその効果を実感した学生は協同を高く評価するようになります。私たちの調査によれば，協同を高く評価する学生ほど成績がよく，対人関係がよいことが知られています[6]。仲間と共に学ぶことに喜びを見いだすと，学びへの動機づけが高まります。同時に，これまで意識してこなかった「協同による学び方」の効果に驚き，共に学ぶ仲間の素晴らしさを発見します。そして，このよ

4　**成績の向上**
　医学部の解剖学の授業を協同学習の理論と技法を用いて展開した実践があります（太田ら，2017）。その結果，前年度に比べて，成績を大きく改善できました。成績が低い層も，中位の層も，高い層も，クラス全体の成績が向上しました。

5　**活用力**
　小学5年生の国語科「説明文」の単元を対象におこなったLTDの実践において，応用力が伸びることが示されています（須藤・安永，2011）。

6　**協同に関する調査**
　長濱ら（2009）の協同作業認識尺度，増井・安永（2016）の協同認識尺度による研究が参考になります。

うな学びと仲間を提供してくれる自分の学校を高く評価するようになります。

最後の技能ですが，ここにはさまざまなスキルが含まれます。協同学習の授業では対人関係の取り方や学び方などのスキルを，その都度，教えます。教えてできるようになったら，やるように促します。自発的にスキルを使おうとしたり，使ってうまくいったら，大げさに褒めます。これがスキル育成の基本的なやり方です。ただし，学生の変化成長に応じて方法は変えます。最終的には他人から指示されることなく，自発的に使えるようになることをめざしています（**コラム 4-3**，p.56 を参照）。

協同学習による「認知と態度と技能の同時学習」を知ると，授業とは「学習」指導の場であるという狭い捉え方から，「学生」指導の場でもあると広く捉えることができるようになります。協同学習を導入すると，自分が所属する学校や大学，学部や学科に対する肯定的な見方が強まり，好感度が増します。結果として，所属先に対するプライドが高まり，その一員である自分自身の行為に対しても責任感が生じてきます。そうすると「悪さ」をしなくなります。実際，協同学習を導入して生活態度が改善した事例が幾つもあります[7]。

ということで協同学習を導入すると，1つの授業のなかで，学習指導と学生指導が同時に実現できます。これは，私たち教師にとっては朗報ではないでしょうか。協同学習を導入することで，少なくとも従来と同程度以上の学習成績が期待でき，学生指導も同時にできるのであれば，協同学習導入のメリットは大きいといえます。

ではここで確認をしておきましょう。

「協同学習の効果を理解する」RR（個人 30 秒，集団 4 分，3 番から）：机間巡視

はい，ではそこまでにしましょうか。
なにか質問ありますか。

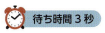待ち時間 3 秒

---

[7] **協同による学校改善**
たとえば，大阪の大東市は過去 10 年間にわたり協同学習による授業改善に取り組み大きな成果をあげています（大東市教育委員会，2019）。

Column 4-3 社会的スキル訓練(SST)

　協同学習の技法は社会的スキルと理解できます。
　社会的スキルとは良好な人間関係を保つための知識と技術です。社会的スキルには，単純なスキルも複雑なスキルもありますが，スキルですので訓練できます。訓練方法として知られているのが社会的スキル訓練です。Social Skills Training の頭文字をとって SST と呼ばれています。
　SST の基本的な考え方は次の 3 点にまとめることができます。
　　①対人関係につまずきがある人は，社会的スキルに欠けている。
　　②人は社会的スキルを教えることによって，社会的スキルを学習することができる。
　　③学習された社会的スキルは，対人関係を改善する。
　そのうえで SST の基本的な学習過程(対人関係能力を身につける基本的な原理)は次のように展開します。
　　①教えられて(言語的教示・インストラクション)
　　②人を手本にして(モデリング)
　　③試してみて(行動リハーサル，フィードバック)
　　④結果から学んで(強化)
　　⑤定着化(維持・般化)
　この SST の考え方と基本的な原理は，協同学習を支えるスキルにも当然適用できます。SST を意識した授業計画と展開方法は，協同に基づく授業づくりに大いに役立ちます。
　なお本コラムは，恩師・佐藤正二先生(宮崎大学名誉教授)が 2019 年 2 月 2 日(土)に「第 46 回授業づくり研究会(現・協同教育研究会)」でおこなった講演「授業で実践！ SST を中心としたメンタルヘルス教育」の資料を参考に作成しました。

3　協同の精神

第3講
14:20
〜
14:45
(25分)

　授業の活動性を高めるために協同学習が有効であり，認知と態度と技能の同時学習が期待できることを説明してきました。では実際に，協同学習による活動性の高い授業とはどのような授業なのでしょうか。協同学習の特徴を具体的に見ていきましょう。

(1) 協同学習の心構え

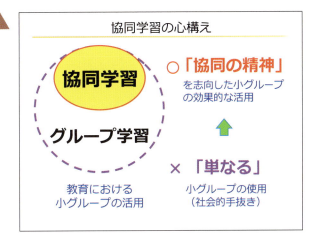
スライド4-9

　協同学習を「教育における小グループの活用」と捉えることは間違いではありません。しかし「学生をグループに分けて活動させれば期待する効果が得られる」というものではありません。残念ながら，このような甘い考え方にそったグループ学習が，教育現場には少なからず見受けられます。単なる小グループの使用では，期待された効果は得られません。逆に「手抜き（社会的手抜き）」が横行し，学生の不平不満の温床となります。

　単なるグループ学習と協同学習を明確に分けるものが「協同の精神」です。授業を計画し実施する教師の側にも，その授業に参加し活動する学生の側にも「協同の精神」を認める志向性を前提としているのが協同学習です。ここで「志向性」を強調したのは，一般的に，協同の精神は最初からあるものではないからです。協同学習で最も大切にしている協同の精神も，協同学習を通して培われるものです。先に紹介した協同学習の定義においても，この点は明確に述べられていました。

(2)「協同の精神」の定義

スライド 4-10

協同の精神

仲間と共有した
目標の達成に向け
仲間と心と力をあわせ
いま為すべきことを見つけ
真剣に取り組む心構え

　協同の精神とは，協同実践のところで一度紹介しました（p.41 参照）。しかし大切な言葉なので，もう一度ここでも取り上げます。

　協同の精神とは「仲間と共有した目標の達成に向け，仲間と心と力をあわせ，いま為すべきことを見つけ，真剣に取り組む心構え」でした（安永，2019）。私が意図している協同の精神を理解していただくために，1 行ずつ見ていきましょう。

　まず大切なのが，仲間と目標を共有することが協同の前提になるという点です。仲間と目標を共有していなければ協同しようにも，協同できません。まずは仲間と目標を共有し，同じ方向を向くことが大切です。

　そのうえで，共有した目標を達成するために仲間と心と力をあわせます。「協同」を辞書で調べますと「心と力をあわせる」という意味があります。力だけでなく心をあわせるとは「いまは力をあわせるけど最後は自分のため」といった，自分さえよければいいという考えの対極をなします。自分も仲間も一緒に変化成長するという「自他共栄」の世界につながります。

　そして，共有した目標の達成に向け，いまの自分にできることを自分から探し出して真剣に取り組むことが求められます。ここで大切なのが「真剣に」ということです。往々にして「協同」という言葉は「和」という言葉と混同され，「仲良くみんなと一緒に」と捉えられがちです。むろん，協同の前提として「和の精神」は大切です。しかし，そこに留まってはいけません。協同の精神にはもっと厳しい世界が求められています。それが「切磋琢磨」です。お互いが伸びるために，志を同じくした仲間と学び合い，高め合います。ときには仲間同士が真剣にぶつかり合うことも必要です。切磋琢磨という厳しい世界を含んでいるのが「協同の精神」です。

　「協同の精神」という表現はときどき誤解されます。単なる精神論と捉えられがちです。しかし，それは間違いです。科学的概念として捉えています。そのために，私たちは協同の精神を定義し，測定を試みて，実証的に捉えようと努

力しています。

「協同の精神を理解する」RR（個人1分，集団4分，4番から）：机間巡視

Column 4-4　協同の認識

　協同の精神とは「協同」に対する認識です。協同に対して人々がもつ多様な認識のうち，協同学習の視点から，最大の学習効果を引き出すと期待できる認識を，特に「協同の精神」と呼んでいます。協同に関して，皆さんそれぞれが，自分なりのイメージをもっています。そのいずれも間違いというものではありません。それぞれの捉え方があって構いません。しかし，学習仲間と一致協力して学び合い，協同学習の効果を最大限に引き出すために有効な認識として「協同の精神」を仮定しています。授業に参加する教師と学生に共有してもらいたい認識です。詳細は安永（2017a, b）をご覧ください。

　また，協同の精神が単なる精神論ではなく，明確に概念定義された科学的概念であるためには，なんらかの形で「協同の精神」を測定する必要があります。私の研究室では仲間と協力して協同の精神の一端を測定できる尺度を開発しています。関心のある方は次の論文をお読みください。長濱ら（2009）は協同作業認識尺度を，増井・安永（2016）は協同認識尺度を作成しています。後者は前者の発展版です。

(3)「協同の精神」による学び

スライド 4-11

基盤としての 協同の精神

仲間と共有した目標の達成に向け
仲間と心と力をあわせ
いま為すべきことを見つけ
真剣に取り組む心構え

教え合い，学び合い，高め合い
⬇　深い学び・協同学習　⬆
基本的信頼感、支持的・協同的風土

　この協同の精神を基盤として，教え合い，学び合い，高め合うことにより，協同という同一尺度に基づく基本的信頼感が生み出され，支持的風土が培われます。風土とは耳慣れない言葉かもしれませんが，私たちの考え方や態度などに影響する，私たちが活動しているその場の特性と考えてください。支持的風土とは「なにを言っても許される」「素顔の自分を出しても受け入れられる」といった雰囲気が備わった学びの場をさします。協同の精神を基盤として学び合うことにより，真剣に学び合える場がつくり出され，結果として主体的で深い学び，すなわち協同学習が実現します。

スライド 4-12

目的としての 協同の精神

仲間と共有した目標の達成に向け
仲間と心と力をあわせ
いま為すべきことを見つけ
真剣に取り組む心構え

⬆　　⬆
協同を育む 創意工夫・構造化
⬆　⬆　⬆
協同学習の理論と技法

　むろん，協同の精神が，最初から，すべてのグループに備わっているとは限りません。むしろ備わっていないグループのほうが多いのではないでしょうか。そこで協同学習の定義で述べたように，協同の意義に気づかせ，技能を教え，価値を学ぶ機会を設けて，協同の精神を育成することも協同学習の目的となります。

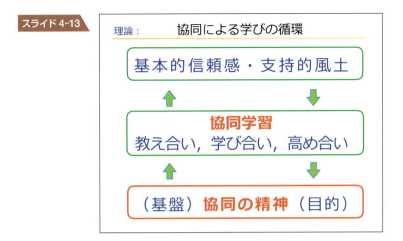

　この協同の精神を「基盤とした学び」と，協同の精神を「目的とした学び」は，スライド(4-13)に示したように，循環していると捉えることができます。

(4) 協同の意義

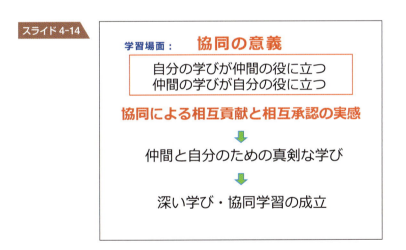

　協同の精神は人間生活のあらゆる場面で活用できます。この協同の精神を学習場面で活用しているのが協同学習です。協同の精神に基づき仲間と学び合うことで，協同のよさが理解できることは前にも述べた通りです。協同のよさをわかりやすく述べれば，「自分の学びが仲間の役に立つ」し，「仲間の学びが自分の役に立つ」といえます。実際に，仲間と学び合うことで，研修に参加している皆さんも，この協同の意義を体験できていると思います。その結果として，協同することによって，自分も仲間もグループでの学び合いに貢献できているという「相互貢献」の実感，共に学んでいる仲間から認められているという「相互承認」の実感がわいてきます。

　この相互承認の実感こそ，協同学習によってもたらされる最も大切な感覚といえます。この仲間からの承認は，学び合うなかで体感した自他の貢献が基盤

となります。そのうえで自分の存在や仲間の存在そのものが自他の役に立つという，1人ひとりの存在が掛け値なしに，すべてのメンバーによって引き受けられた結果が相互承認です。

このような感覚に裏打ちされた学びに対する動機づけは大きな効力をもちます。仲間と自分のために真剣に学ぶという効果をもたらします。結果として，協同学習による主体的で能動的な深い学びが成立します。

ここまでの内容を確認しましょう。

「協同の精神と意義を理解する」RR（個人30秒，集団4分，1番から）：机間巡視

 そこまでにしましょうか。

なにか質問，ありますか。

「協同の精神」には，理解しがたいところがあるかもしれませんが，この研修を通して，少しずつ理解を深めていただければと思います。

では休憩をとります。いま14時45分です。15時から始めましょう。

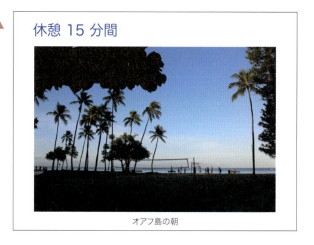

スライド4-15

休憩 15分間

オアフ島の朝

Ⅳ 協同学習の考え方(後半)

第4講(1日目) 15:00～16:30(90分)

4 協同学習の基本要素

スライド4-16

見通し： 研修内容・1日目

Ⅳ. 協同学習の考え方
 1. 協同の学習観
 2. 協同学習の定義と効果
 3. 協同の精神
 4. 協同学習の基本要素

　それでは始めましょう。今日最後の時間は「協同学習の基本要素」と「振り返り」をおこないます。「協同学習の基本要素」では，ジョンソンの基本要素を取り上げます。

スライド4-17

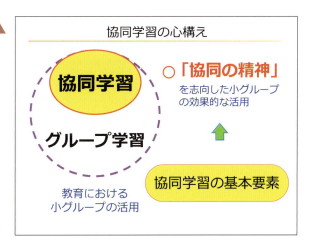

63

IV 協同学習の考え方

　前の時間に，一般的なグループ学習と協同学習の違いを学びました。協同学習は協同の精神を志向した小グループを活用した学習活動，ということでした。協同の精神について詳しく説明しましたが，ご理解いただいていますでしょうか。

　この協同の精神を育てるために，学生同士が積極的に協力できる場をつくることが授業づくりの基本になります。同僚の先生方と知恵を出し合って，いろいろと工夫していただければと思います。しかし，実際のグループ活動をどのように仕組めばよいのか，具体的な手がかりが必要になります。その手がかりとして，協同学習の世界で広く言及されてきたのが基本要素です。有名なものとして，ジョンソンの基本要素があります。

スライド 4-18

理論：　　　ジョンソンの基本要素

① 肯定的相互依存　　☞ 互恵的な協力関係がある

② 個人の2つの責任　☞ 個人の責任が明確である

③ 積極的相互交流　　☞ 対面して活発に交流する

④ 社会的スキルの促進 ☞ 集団スキルを教え育てる

⑤ グループの改善手続き ☞ 活動の振り返りがある

　協同学習の世界的な権威であるジョンソン兄弟は，協同学習の基本要素として5つの項目をあげています。この5つの基本要素が満たされている，もしくは満たされつつある小グループによる学習活動を，ジョンソン兄弟は協同学習と呼んでいます（ジョンソンら，2001）。逆に，これらの項目の幾つかが考慮されていないグループ活動は協同学習とはいえません。

　ジョンソン兄弟の5つの基本要素を**資料4-1**にあげています（p.136）。この資料に基づいて私が説明することもできますが，ここでは皆さんの活動性を高めるために，ジグソー学習法を用いることにします。まず，ジグソー学習法について説明します。

(1) ジグソー学習法

スライド 4-19

```
ジグソー学習法の手順

1. 個人
   ① 担当課題を個人で理解する
2. 専門家グループ
   ② 担当課題を集団で理解する
   ③ 担当課題の説明方法を話し合う
3. ホームグループ
   ④ 1人ずつ、担当課題を説明する
   ⑤ 話し合って理解を深める
```

　協同学習といえばジグソーを思い出す人も多いと思います。それほどポピュラーな学習法です。

　皆さんは，課題が多いとき，仲間と課題を分担して学んだという経験，ありませんか。ジグソー学習法とは，まさにそのやり方が基本です。いま4人グループを前提にジグソーの方法を説明しましょう。

　スライド（4-19）をご覧ください。ジグソーは協同学習の技法ですから，協同学習の基本構造である個人思考と集団思考がうまく組み込まれています。なかでも集団思考にジグソーの特徴があります。たとえば，この研修でもしばしば使っているラウンドロビン（RR）は1人で考えたあと（個人思考），すぐに自分のグループの仲間と教え合い，学び合います（集団思考）。一方，ジグソーでは個人思考に続く集団思考を2つのステップに分けています。つまり，個人で考えたあと，自分のグループで，すぐに仲間と教え合うことはしません。自分が担当した課題を，仲間に説明できるほど，しっかり理解できているか不安です。また，正しく理解できていたとしてもどのように説明すればわかりやすいか迷います。

　そこで，自分のグループの仲間と教え合う前に，同じ課題を担当しているクラス内のほかのグループの仲間と一緒になって，共通に担当した課題の理解と説明の仕方をさらに学びます。これが専門家グループによる集団思考です。そのうえで，自分の所属するグループ，これをホームグループといいますが，ホームグループで自信をもって教え合います。

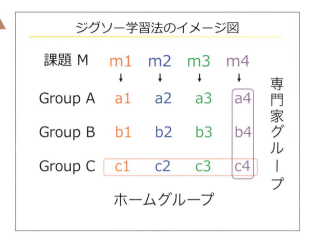

　これ(スライド4-20)はジグソーにおける2つの集団思考を図式的に描いたものです。この図では4人グループを前提に考えていますので、グループで学ぶべき課題をMとすれば、課題Mをグループの人数で分割し、「m1・m2・m3・m4」の4つに分割しています。分割した課題をそれぞれが分担して、まずは自分で学びます。その後、専門家グループで学び、ホームグループで学ぶことを表しています。ちょっと複雑に感じられるかもわかりませんが、実際に体験すればすぐにわかりますので、早速試してみることにしましょう。

(2) ジグソーで学ぶジョンソンの基本要素

スライド4-21

```
ジグソーで学ぶジョンソンの基本要素
□ 担当課題を理解し、説明を工夫する
□ 個人    2分        配付資料4-1
□ 専門家グループ    8分
　・1/5番グループ  ①肯定的相互依存
　・2番グループ    ②個人の2つの責任
　・3番グループ    ③積極的相互交流
　・4番グループ    ④社会的スキルの促進
□ ホームグループ    12分
```

　今回使う学習課題は資料4-1です。資料4-1をご覧ください(p.136)。今日は4人グループが中心ですから、基本要素の①〜④までを学ぶことにします。皆さんの担当をスライド(4-21)に示しました。各グループの1番さんが「①肯定的相互依存」、2番さんが「②個人の2つの責任」、3番さんが「③積極的相互交流」、4番さんが「④社会的スキルの促進」を担当してください。5人グループの5番さんは、1番さんと同じ「①肯定的相互依存」を担当してください。

それでは，グループのなかで，それぞれの担当を確認してください。

「担当の確認」集団，1分ほど：参加者観察

ここまで質問はありませんか。それでは，始めます。いまから2分です。自分の担当箇所を理解し，説明方法を考えてください。ではお願いします。

「分担課題を理解する」個人2分：机間巡視

はい，時間です。まだ十分に理解できていなかったり，うまい説明の仕方を思いついていない人もいると思いますが，心配しないでください。いまから専門家グループになって，自分が担当した課題をより深く学びます。

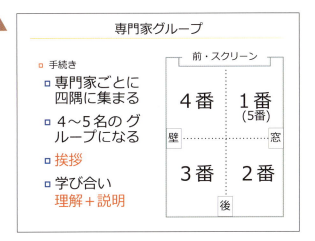

スライド4-22

では，専門家グループをつくります。スライド(4-22)に示したように，教室を前後左右で4分割しました。それぞれ同じ番号の人が集まってください。1番さんと5番さんは前の窓側，2番さんは後の窓側，3番さんは後の壁側，そして4番さんが前の壁側です。自分が行くところ，確認できましたか。

移動する前に，専門家グループでやるべきことを先に伝えておきます。

専門家ごとに集まったら，できるだけ初めての方と4人ないし5人のグループをつくってください。グループができたら，輪になって，肩と肩がくっつくほど近づいてください。そこまでできたら，一旦，そこで待っていてください。グループを確認したあと，私が指示を出します。

専門家グループでおこなうことは3つです。まず簡単に自己紹介をお願いします。名前と所属程度で構いません。全員の自己紹介が終わったら，次が理解です。ラウンドロビンを意識して，自分の理解を1人ずつ紹介し，話し合って理解を深めてください。そのうえで，理解した内容をうまく伝える方法を，グ

ループで知恵を出し合って，工夫してください。

ここまでで質問ありますか。なければ，それぞれの場所に移動してください。

 担当課題により4か所に移動：全体の動きを観察[8]

はい，ありがとうございます。ちょっとこちらを向いてください。

新しいグループになったら輪になって，肩と肩がくっつくほど近づいてください。輪から少しでも外れている人がいたら，もっと近づくように伝えてください。お互いが近づくと話し合いがうまくいきます。

それでは，いまから専門家グループでの活動を始めます。各グループのなかで，一番背の高い方から口火を切ってください。全体で8分です。ラウンドロビンの要領で，最初は簡単な自己紹介，次に担当課題の理解，そして最後に説明方法について検討してください。では始めてください。

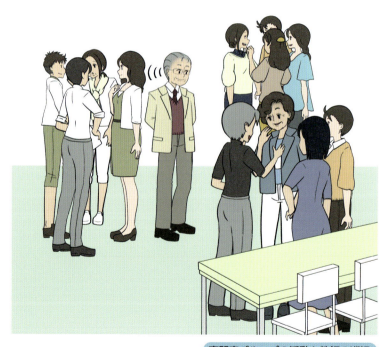

専門家グループの活動と教師の巡視

8　観察視点

　課題明示を徹底すると，多くの場合，大きなトラブルなしに専門家グループをつくることができます。

　ただ，4か所に集まるまではスムーズなのですが，4人ないし5人のグループになるところで，動きが悪くなることがあります。そんなときは，早く4〜5人のグループになるように促す必要があります。

　逆に，いち早くグループをつくり，早速，自己紹介を始めるグループもあります。その場合は，始めるのを少し待つように指示してください。そうすると，まだグループができていない仲間がいることに気づき，それらの仲間の動きに視線が集まります。結果として動きの悪かった仲間の動きもよくなります。

専門家グループ(8分)：机間巡視[9]

 はい，止め(会場全体の様子を見渡す)。

　時間がきましたので，そこまでにしてください。課題の理解，さらに深まったと思います。説明方法もいろいろと工夫できたと思います。担当した課題の専門家になれましたので，これからホームグループに戻って教え合います。

　では，専門家グループの皆さんに，心からお礼の言葉を述べてホームグループに戻ってください。

 ホームグループへ移動：全体の動きを観察[10]

　はい，皆さん自分のグループに戻られましたが，なにかほっとした顔つきになっていますね。何度かグループ活動をおこなうなかで，仲間意識が出てきた証拠です。先ほど，あるグループで「お帰りなさい」という声が聞こえました。これが協同学習のよいところですね[11]。

　では，それぞれが担当している専門家になりましたので，1人ひとり自分の担当を説明して，理解を深めてください。時間は12分間です。5番さんがいるところは，1番さんが説明したあとに，5番さんが説明をつけ足してください。では1番さんからお願いします。

 「担当課題の説明」ホームグループ(集団12分)：机間巡視

9　机間巡視の方法
　指導者は専門家グループを回りながら，それぞれのグループに注意を払います。同時に，クラス全体にも注意を払います。会場を移動しながら1つのグループに近づきます。そのグループのそばに立ち，グループの様子を確かめます。特に気になることがなければ，そのグループの話し合いの内容を耳で追いながら，担当した内容が話されているか注意します。その間，目はほかのグループに向け，気になるグループがないか，観察します。特定のグループの近くに長くいるのはよくありません。すべてのグループを万遍なく回るように心がけてください。その間，気になった出来事や興味深い話の内容をチェックしておき，必要に応じて，あとの指導で使ってください。

10　移動時の観察視点
　参加者の様子をしっかりと確認します。担当課題を理解でき，うまい説明方法も見つかり，気持ちよく自分のグループに向かう人がいます。なかにはちょっと自信なさげに自分のグループに帰る人もいます。
　実際の授業のときも同じです。学生1人ひとりの雰囲気の違いに敏感になってください。移動時の雰囲気をミラーリングして学生と共有すると，学生も自分自身や仲間の様子を理解することができます。

11　フィードバック
　好ましい変化が認められたら，即座にフィードバックし，共有することにしています。

はい，時間です。最後までいきましたか[12]。それでは，質問があればお願いします。

　実際の授業でも，ジグソーで協同学習の基本要素を学生たちだけで学んでもらっています。私が説明することもできますが，学生に学んでもらうことを通して「専門的な新しい内容でも自分たちだけで学ぶことができる」という体験をしてもらっています。この成功体験こそ，主体的・対話的で深い学びの原体験になると考えています。このことを学生と共有して，仲間と学ぶことの自信を深めてもらっています。

　さて，以上でジョンソンの基本要素の4つが終わりました。最後に5番目の「グループの改善手続き」が残っています。これはラウンドロビンを使って仲間と理解を深めてください。全体で5分です。個人思考1分，集団思考4分を目安にしてください。では，お願いします。

 「グループの改善手続きを理解する」RR（個人1分，集団4分，3番から）：机間巡視

 はい，そこまで。理解できましたか。
　質問がなければ，次にいきましょう。

Column 4-5　ケーガンの基本要素

　協同学習の基本要素は理論家によって若干異なります。世界的に活躍しているケーガンは協同学習が成立する条件として4つの基本要素をあげています（Kagan, 1994）。そのうち「①相互依存」と「②個人の責任」はジョンソンと同じです。一方③と④は，外から確認できる学習活動に注目しており，授業中にも使える具体的な判断規準となっています。

③参加の平等性：グループのメンバー1人ひとりが同じ程度，目に見える学習活動に参加している状態をさします。ある人が1分話せば，ほかの人も1分ずつ話すこと，1人が1回話せば，ほかの人も1回ずつ話すことが，ここでいう平等です。1人が話し続ける，または聴き続けるということがあっては，平等とはいえません。

④活動の同時性：活動の同時性とは，目に見える具体的な活動を，授業に参加している多くの学生が同時におこなうことをさします。たとえば，話し合いの場合，ペアであれば50％，4人グループであれば25％の学生が同時に「話す」という目に見える活動をおこなうことになります。多くの学生が同時に活動すると，それだけ授業の活動性は高まります。

12　**時間延長**
　もし時間が足りないグループがいれば，若干の時間延長も可能です。しかし，あくまでも時間内で活動を終えることが基本です。これをいい加減にすると，学生はいつも時間が足りないと言い，タイムマネジメントが疎かになります。

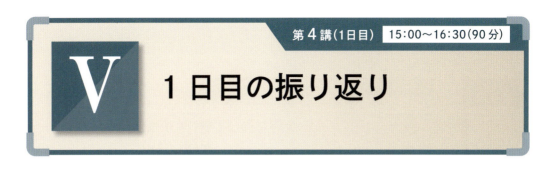

0 導入

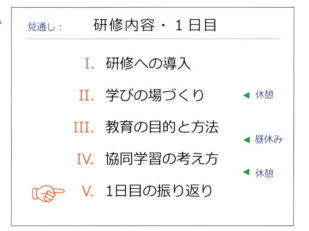

　さて，初日に予定した内容はこれですべて終わりました。それではここで，1日の内容を振り返ることにしましょう。

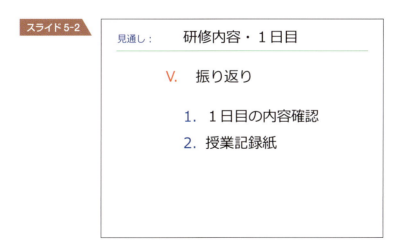

　内容は2つです。「1日目の内容確認」と「授業記録紙」です。

V　1日目の振り返り

1　1日目の内容確認

第 4 講
15:47
〜
16:07
（20分）

スライド 5-3

```
確認・質問タイム

□ 全体を通して確認したいこと
            質問したいこと
□ 個人　2分
   ① 資料を振り返る

□ 集団　10分　RR
   ② 1人1項目ずつ確認する
   ③ 話し合って理解を深める

□ 全体
```

　いまから今日1日を振り返ります。全体を通して確認したいこと，質問したいことがないか確かめます。今日の内容は，この研修時間中にすべてを理解するという気持ちでお願いします。

　方法です。今日使ったスライド資料を最初から1枚ずつパッパッパッと見てください。読むのではありません。パッと見て「わかる」という直感が大切です。「わかる」と思えたら，それで構いません。次に進んでください。この「わかる」という感覚が，今朝紹介した自己効力感です。見て「わかる」と思えたら，大丈夫です。理解できています。

　パッパッパッと見ていて「？」が浮かぶスライドがあったらチェックを入れてください。「？」がついたスライドは理解が不十分です。チェックを入れたら，そこに留まるのではなく，次のスライドに進んでください。最後までいき，時間があれば，チェックしたスライドに戻り，どこが理解できていないか考えてみてください。

　やり方，わかりましたか。それでは個人でお願いします。時間は2分です。

　「スライド資料全体の確認・質問」個人2分

　はい。それでは集団で検討してください。1人1項目ずつ出して確認してください。仲間は説明してください。グループで解決できなかった点はあとで質問してください。では10分間，お願いします。

　「確認・質問」集団10分：机間巡視

はい，そこまでにしてください。

　質問，ありますか。グループで解決できなかった質問，個人的に確かめたい点，なんでも構いません。仲間の疑問を質問しても構いません[1]。

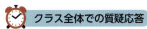

　それでは時間がきましたので，ここまでにしましょう。まだ確認したいことがあれば，最後に，振り返り用紙を準備していますので，そちらに書いておいてください。明日の朝，お答えします。

2　授業記録紙

第4講
16:07
〜
16:30
（23分）

スライド5-4

授業記録紙

- 授業の振り返り
  授業記録、授業改善、書く練習

- 個人　**15分**　程度
  ① 建設的な評価をおこなう
  ② 感想・質問・意見を書く
  ③ 合図があるまで時間いっぱい書き続ける

　それでは，今日の「まとめ」ということで，個人で今日1日を振り返ります。個人の振り返りは私が授業で用いている「授業記録紙」（資料5-1，p.137）を使います。お手元に「授業記録紙」がありますか。

　この授業記録紙の目的は授業の記録と，授業の改善に使います。また，書く練習にもなっています。

　まず表（おもて）を見てください。質問1と質問2に分かれています。質問1は今日の研修（授業）についてです。質問2は皆さんのいまの気持ちです。質問はすべて5件法になっています。質問項目を一度読んで，頭にスッと浮かんできた数字を書いてください。表（おもて）の質問，慣れてくると1〜2分で回答できるようになります。

1　**全体交流**
　時間が許す限り，丁寧に対応します。支持的風土が醸成され，随分と質問しやすい雰囲気が出てきています。質問しやすい環境だとは思いますが，それでも質問を躊躇している人もいます。そのような場合，質問がありそうな人を指名したり，机間巡視のときに小耳に挟んだ内容を手がかりに話を振ることもできます。

73

V　1日目の振り返り

　　裏をご覧ください。研修(授業)に対する意見・感想・質問などを書きます。ここに書かれた内容で、全体で共有することが望ましいと思われる内容は、明日、2日目のはじめに、「授業通信」として皆さんと共有したいと思います。授業通信は、ちょうど小学校の「学級通信」と考えてください。私の多人数授業では毎回、授業通信を発行しています。

　　時間は全体で13分とりましょう。では、お願いします。

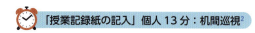
「授業記録紙の記入」個人 13分：机間巡視[2]

　　はい、時間です。その辺にしましょうか。ありがとうございました。
　　まだ書いている人はあとで書いても構いません。一旦そこで鉛筆を置いてください。

Column 5-1　授業記録紙の質問項目

　　授業記録紙の表にある2つの質問項目について紹介します(p.137)。今回紹介した授業記録紙には質問1の「授業評価」と質問2の「感情評価」の2つの質問項目を準備しました。授業評価は統計処理(因子分析)をして得た3因子8項目で構成されています(須藤・安永、印刷中)。第1因子「興味関心」(項目1・2・3)、第2因子「仲間の参加・貢献」(項目4・5)、第3因子「好意度」(項目6・7・8)です。

　　感情評価は、その時点における感情状態を4つの側面から測定することができます。つまり、肯定的・否定的(P; positive/N; negative)の軸と活動的・非活動的(A; activation/D; deactivation)の2つの軸で感情の4側面を測定できます。PAは「熱心な」「活発な」、PDは「落ち着いた」「満足した」、NAは「いらいらした」「緊張した」、NDは「たいくつな」「悲しい」といった感情が対応します(Feldman Barrett & Russell, 1998)。

　　これら評価結果には学生の視点から捉えた授業の姿がよく現れます。授業の振り返りや授業改善に役立ちます。

---

[2] 机間巡視の方法
　参加者1人ひとりの「書きっぷり」を観察します。参加者1人ひとりの特徴を捉えることができます。
　同時に、全員が真剣に同じことに取り組んでいる雰囲気も味わってください。1人で書くときよりも仲間と一緒に、それも真剣に学び合った仲間と一緒に書くと、集団としての力が働くようで、多くの皆さんが時間が許す限り、一所懸命に書き続けます。
　しかし、書くことに慣れていない学生や、やる気のない学生は数行書いて、帰りの準備を始める者もいます。そのような学生には、授業記録紙は書く訓練なので、時間まで書き続けるように指導しています。行き詰まったら話題を変えて構わないことも伝えています。残り1分前あたりで「残り約1分です。そろそろまとめてください」と指示を出しています。

スライド 5-5

```
仲間への感謝

□ 共に学べた仲間に感謝する

□ 集団
  ① 感謝の気持ちを伝える
  ② 明日の研修に向けて
    励まし合う
```

これで初日に予定していた内容はすべて終わりました。

本当にお疲れ様でした。それでは今日1日，一緒に学んだ仲間に心から感謝の気持ちを表しましょう。では，お願いします。

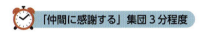
「仲間に感謝する」集団3分程度

スライド 5-6

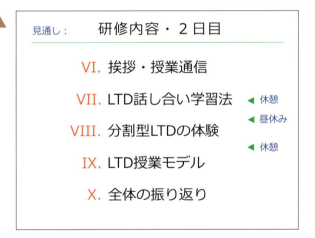

明日も開始時間は朝の9時からです。

これ（スライド 5-6）が明日の内容です。今日の振り返りをおこなったのち，本研修の中心であるLTD話し合い学習法を学ぶことになります。

なお，今回はグループ替えをしません。明日も同じグループのメンバーでおこないます。ただし，グループの場所と座席番号は変えます。明日の朝，新しいグループの位置と座席番号をお知らせしますので，それに従って着席してください。

V　1日目の振り返り

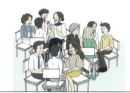

スライド 5-7

　ではこれで今日の研修を終わります。全員で，今日1日の頑張りを称えて，拍手で終わりましょう。
　ありがとうございました。
　授業記録紙は前にもってきてください[3]。まだ書きたい人は書いても構いません。

1日目，終了 16:30

1日目終了後の会場

　会場全体が一挙に和むといった雰囲気になります。帰りの準備をしながら，仲間とにこやかに話している姿が，それぞれのグループで見られます。
　帰りの準備ができた人から，授業記録紙を提出するために講師の所にやってきます。1人ずつ受け取りながら，挨拶をします。皆さん，充実した顔です。
　授業記録紙を提出に来たときに，質問をされる方もいます。時間が許す限り丁寧に対応します。
　皆さんが退出したあと，2日目に向けての会場づくりをしたのち，会場をあとにします[4]。

3　授業記録紙の提出方法
　授業記録紙は参加者1人ひとりから直接受け取ることを基本としています。受け取るときに「ありがとうございます」という感謝の気持ちを交換できることは，大きな意味があります。人数が多ければ，グループでまとめて提出をお願いしています。

4　懇親会
　2日間研修の場合，初日の夕方に懇親会を開催することにしています。1日一緒に学んだあとの懇親会です。研修を通して仲間意識が高まり，共通の話題もあります。盛り上がらないはずがありません。懇親会の効力を知っている仲間は，安永の研修は「研修会後の懇親会こそ本番だ」と，からかい半分に高く評価してくれています。

研修開始前　08:30〜09:00（30分）

事前準備（2日目）

1　グループの位置と座席の変更

　今回は2日間の研修ですが，グループの再編はしないことにしました。初日でつくり上げた基本的な信頼関係をさらに深め，支持的風土・協同的風土を深く味わってほしいという思いからです。なお，他グループのメンバーとの交流は，本研修で組まれている2回の「ジグソー学習法」と1回の「特派員」によって一定程度おこなわれると考えています。また，休み時間を活用した参加者同士の主体的な交流も期待しています[1]。

　グループの再編を見送りましたので，少しでも新鮮みを醸し出すために，2日目は，研修室内のグループの位置と，グループ内における座席の位置を変えました。まずグループの位置は2列になっている前列と後列とを入れ替え，右（窓）側と左（壁）側を入れ替えました。

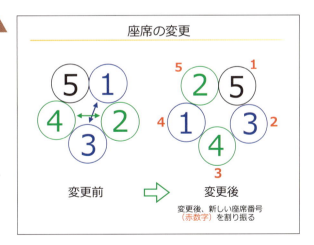

スライド6-0

　グループ内の座席の位置は，スライド(6-0)に示すように1番と3番，2番と4番を入れ替えました。5人グループは，4人グループと同様に座席を入れ替えたあと，5番を2番と3番の間に入れました。このようにして新たにつくった

1　茶菓の準備
　会場の一角には簡単な茶菓を準備しています。休憩時間中に参加者が集まり，リフレッシュすると同時に，参加者同士の交流の場となることを期待しています。

事前準備（2日目）

座席表を受付で示し，グループを示す立て札を手がかりに事前に座ってもらうことにしました。

2　授業通信

昨日の最後，振り返りで用いた「授業記録紙」の自由記述欄の内容を手がかりに授業通信を作成しました。授業通信の作成方法については**コラム6-1**を参照してください。また，授業通信の例として**資料6-1**（p.139）と**資料6-2**（p.143）をご覧ください。

研修開始前（2日目）
08:30 〜 09:00（30分）

2日目開始前の会場

初日同様，BGMが静かに流れています。スクリーンには研修タイトルのスライド（6-1）が見えます。

参加者が集まってきました。受付でグループの新しい位置と，自分の座席を確認しています。早く来た人があとから来た仲間を見つけて手招きしています。昨日の朝とは打って変わって，皆さん，和やかです。あちらこちらで参加者同士が談笑しています。入り口で受け取った「授業通信」に目を通している方もいます。

時間がきました。研修2日目の始まりです。

Column 6-1　授業通信の作成

授業通信は私の授業において重要な役割を果たしており，授業成果の向上に大きく貢献しています。授業通信発行の目的は授業目的を達成することです。授業記録紙を通して学生の状態を把握し，授業目的を達成するために望ましいと考える構成やコメントを心がけています。とりわけ，授業内容に否定的な意見・感想・質問は注意深く扱っています。否定的な内容であっても，授業目的と照らしてクラス全体で取り扱うことが妥当であると判断した場合は，積極的に採用しています。一方，個人的な問題に起因している場合は直接採用することは避け，クラス全体を指導するなかで解消できるように指導において工夫しています。授業者として気になる意見・感想は授業改善に役立つことが多く，授業通信に採用するか否かにかかわらず，しっかりと吟味して，次の授業づくりに活かしています。

授業通信の作成にはかなりの時間がかかります。しかし，学生からの意見や感想や質問と向き合い，適切なコメントを準備するなかで，授業そのものを振り返る時間となり，授業改善に向けた創意工夫を思いつく貴重な時間となっています。

VI 導入・授業通信

第 5 講(2日目) 09:00〜10:30(90分)

1 挨拶

第 5 講
09:00
〜
09:15
(15 分)

スライド 6-1

「結風」主催・FD研修会　　2019年5月1・2日

授業を活性化するLTD
− 協同の理解と実践 −

安 永 悟
(協同教育研究所・結風)

おはようございます。研修会の2日目を始めます。皆さん，お揃いですね。

スライド 6-2

挨拶タイム

- 挨拶し、仲間の状態を知る
  - 集団　**8分**　RR　(1人2分程度)
    - ① 全員で挨拶
    - ② ちょっといい話　　傾聴の徹底
    - ③ 心身の状態　　　　仲間に関心をもつ
       ＋
       質問・対話

では，グループごとに挨拶をしましょう。スライド(6-2)をご覧ください。グループ全員で挨拶したあと，1人ずつ「ちょっといい話」と「心身の状態」を

79

述べてください。時間は全体で8分です。1人2分の目安ですが，5人グループは少し短めにお願いします。「ちょっといい話」はなんでも構いません。ほんの小さなことでも構いません。なにを話そうか，ちょっと考えてください。

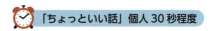
「ちょっといい話」個人 30 秒程度

今日は座席の位置が変わっています。座席の番号は昨日と同じです。今日，1番の座席，つまり前列の窓側に座っている方，手を挙げてください。はい，ありがとうございます。いま手を挙げた1番さんが最初に挨拶します。

1番さんの挨拶が終わったら，誰か1人を指名してください。指名された方は1番さんに簡単な質問をしてください。指名された方の質問が終わって時間があれば，ほかの方も質問して構いません。質問も含めて1人2分の目安です。

1番さんへの質問が終わったら，1番さんが指名した人が，次に挨拶をします。あとは同じです。仲間に関心をもち傾聴して，テンポよくお願いします。方法，わかりましたか。

この挨拶と質問を繰り返して最後までいって，まだ時間が余ったら，なんでも構いませんので，全員で話を続けてください。このとき，全員で話すことが大切です。2人や3人で別の話をしてはいけません。

では，1番さんからお願いします。

「挨拶し，仲間の状態を知る」RR（集団8分，1番から）：机間巡視[1]

Column 6-2　不在者への配慮

　私の授業では欠席者や遅刻者がいても，基本，彼らの座席をそのまま確保しておきます。欠席しても，遅刻しても，仲間であることに変わりありません。本来そこにいるべき仲間がいないことの意味を，クラス全員で考え，気にかけることにしています。その場から，携帯電話で連絡を取ってもらうこともあります。

　協同の認識に欠ける場合，自分1人が欠席しても，遅刻しても，ほかの学生に迷惑はかからないと思っている学生が大半のようです。ところが，自分が授業に出席していないことで，仲間が心配し，気にかけてくれていることを知ると，多くの場合，驚きがあるようです。仲間の思いやりに喜びを感じ，仲間に申し訳ないという気持ちから，遅刻や欠席が極めて少なくなります。

　一方で，正当な理由のない遅刻や欠席は，授業科目開始時に，厳しく指導しています。

1　**机間巡視の方法**
　机間巡視しながら，参加者1人ひとりの様子を観察します。「ちょっといい話」でなにを話題としてあげているかによって，その人の人となりが垣間見えることもあります。ただし，グループ活動に口は出しません。

2　手挙げの終了

（手挙げをせずに）はい止め。

では，それまでにしましょう。

ありがとうございます。さすがに意識の高い皆さんです。手挙げをしなくても，すぐに，こちらを向いてくれました。昨日1日，手挙げをしましたので，私が手を挙げなくても手を挙げていただけました。ありがとうございます。

手挙げをしなくても，「はい止め」という言葉の指示だけで，オンとオフを短時間で切り替えられるのであれば，手挙げを続ける必要はありません。皆さんは言葉だけで指示が通りましたので，手挙げを止めることにします。

学生も同じです。最初は手挙げをしないと，なかなかこちらを向いてくれません。しかし，手挙げの意味がわかり，オンとオフをしっかり区別しながら授業に参加すると，授業のテンポがよくなり，活動性が高まり，自分自身も気持ちよく参加できることがわかってきます。そうすると，自分が仲間と話していても，いつ手挙げがくるのか意識するようになり，自分自身や自分のグループ，さらにはクラス全体を観察する力がついてきます。これを専門用語ではメタ認知といいます。上から見ているというイメージです。このメタ認知がうまく働くようになると，積極的にグループ活動に取り組んでいても，教師の動きや，教師の指示を的確に捉えることができるようになります。大きな成長です。ここまできたら，もう手挙げは必要ありません。この事実を学生に伝え，手挙げを止めます。

もちろん，手挙げを止めたらテンポが悪くなったのであれば，まだ十分に成長できていなかったと判断して，手挙げを復活することもあります。

3　研修目的と内容

第5講
09:15
～
09:20
(5分)

スライド6-3

見通し：　　　　目　的

めあて
- LTD授業モデルに基づく活動性の高い授業を実践できる
- 協同実践力を養う

ねがい
- 自他の変化成長を実感できる授業づくりを仲間と楽しむ

では，本研修の目的です（スライド 6-3）。「LTD 授業モデルに基づく活動性の高い授業を実践できる」と「協同実践力を養う」です。昨日，協同実践力という言葉を紹介しました。皆さんの協同実践力を養うことがこの研修の目的でもあることを確認してください。

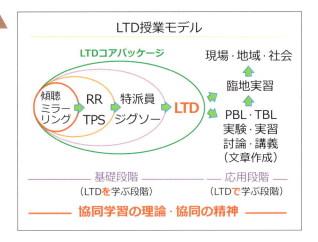

このスライド（6-4）は昨日の朝，研修の冒頭にお見せしました。本研修もこの LTD 授業モデルにそって構成されていることを伝えました。昨日は協同学習の基本的な考え方と技法について学びました。技法としては LTD コアパッケージに含まれる「傾聴・ミラーリング」「ラウンドロビン（RR）」「シンク＝ペア＝シェア（TPS）」「ジグソー」を学びました。今日は新たに「特派員」を体験し，その後，もう一度「ジグソー」を使って本研修の中心である「LTD」を皆さん自身で学ぶことになります。

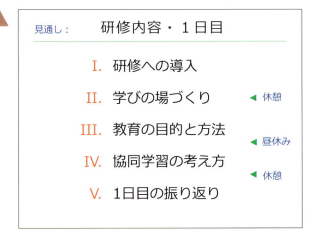

これが昨日の内容でした（スライド 6-5）。

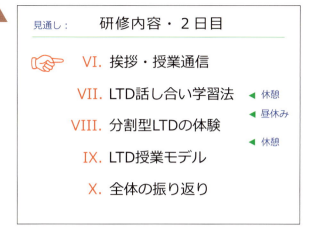

　こちらが今日2日目の内容です（スライド6-6）。今日は，このあとすぐに「授業通信」を使って昨日の振り返りをおこないます。続いて「LTD話し合い学習法」「分割型LTDの体験」「LTD授業モデル」を学びます。

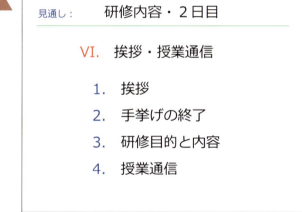

　いま，このスライド(6-7)の「1.～3.」が終わりましたので，次の「授業通信」にいきます。

4 授業通信

(1) 授業通信の読解

第 5 講
09:20
〜
09:50
(30 分)

スライド 6-8

目的：　　　「授業通信」

1. 前時の内容を振り返る
2. 仲間の意見を知る
3. 講師のコメントを知る
4. 新しいメッセージを確認する

　お手元に授業通信（資料 6-1, p.139）[2] が配られていると思います。昨日の最後に，研修の振り返りとして「授業記録紙」を書いてもらいました。本来は「研修記録紙」とでも呼ぶべきですが，実際の授業で使っているものをそのままもってきましたので，「研修」ではなく「授業」で通すことにします。

　授業記録紙の裏面に書かれた「意見・感想・質問」のうち，皆さんと共有しておくことが望ましいと思われるものをまとめたのが授業通信です。皆さんの記述内容を両括弧づきの数字で，それに対する私のコメントを指の矢印（☞）で示しています。

　授業通信の目的は 4 つです（スライド 6-8）。一番大きな目的は前時（1 つ前の授業）の授業内容を振り返り，思い出すことです。私の授業は 1 週間に 1 コマが基本です。したがって，授業の始まりの段階で，前時の内容を思い出すことは，本時の授業内容との関連づけを促し，授業科目の内容を体系的に学ぶという意味でもとても大切です。

　2 つ目の目的が仲間の意見を知るということです。グループ活動が中心ですので，同じグループの仲間の意見はわかります。しかし，ほかのグループでどんな意見が出ていたのか，知る機会が多くありません。そこで，同じ授業を受けている仲間がどんなことを考えていたのかを知ることが二番目の目的です。

　3 つ目が講師のコメントを知るということです。学生の意見や感想，そして

---

[2] **授業通信**
便宜上，今回は資料 6-1 に示す「授業通信（1 号）」を使用します。この授業通信は，3 日間連続の教員免許更新講習（2018 年 8 月，久留米大学で開催）で作成した授業通信を一部編集したものです。この教員免許更新講習 1 日目の内容は本研修の 1 日目とほとんど同じ内容でした。なお，本研修 2 日目の内容に関係した「授業通信（2 号）」も参考資料としてあげています（資料 6-2, p.143）。

質問に対する教師のコメントには，授業中の説明を別な視点からおこなったり，授業中に言及しなかった内容を含めることもあります。

最後がメッセージボードの役割です。授業の展開や留意事項などを授業通信で伝えることがあります。

この授業通信，私の授業ではとても大きな役割を果たしています。授業通信の価値がわかってくると，授業開始前に自発的に読んで，授業に備えている学生の姿が見られるようになります。それだけ，一緒に授業を受けている仲間がなにをどのように考えているのかに興味関心があるようです。

スライド6-9

```
授業通信の理解

□ 個人    5分
  ① 話題を 2つ以上 選ぶ
  ② 選択理由とコメントを準備する

□ 集団1   5分  RR  対話
  ③ 1人ずつ話題を提供し、交流する

□ 集団2   5分  RR  対話
  ④ 特定の話題について対話する
  ⑤ 誰があたっても、ほかのグループ
    に説明できるように準備する
```

早速，授業通信を読むことにしましょう。手続きはスライド(6-9)に示した通りです。まず5分，時間を差し上げますので，個人で読んでください。気になった話題を2つ以上見つけて，その理由も考えてください。あとでグループの皆さんでラウンドロビンを使って，交流をお願いします。

今回は「集団」が2つに分かれています。「集団1」では，参加者がそれぞれ興味のあった内容を出し合って，話し合い，理解を深めます。それに加えて「集団2」では，グループとして，特定の話題を選んで，対話をお願いします。よろしいでしょうか。

それでは個人思考5分間，お願いします。

「授業通信を読む」個人5分：机間巡視[3]

はい，時間がきました。

次は「集団1」です。1人ずつ，話題を1つ出し，理由を述べます。ほかのメンバーはそれに対して，必ず反応してください。時間がくるまで，何度もぐる

---

[3] 机間巡視の方法
　授業では，学生がどこにチェックを入れながら読んでいるかを確認します。学生の興味関心がどの辺にあるかを大まかにでも捉えておくと，授業展開の参考になります。また，授業通信を読んでいる際の学生の姿にも注目しています。読む姿勢により，学生の学びに対する動機づけを知ることができます。

ぐる回してください。では，2番さんから時計回りでお願いします。5分間です。

「授業通信—話題提供と交流」RR（集団5分，2番から）：机間巡視[4]

　はい，そこまで。
　では，次は「集団2」です。今度はグループで1つの話題について，さらに対話を深めます。話し合う話題ですが，教師が指定することもありますし，グループに任せることもあります。
　今日は皆さんにお任せします。「集団1」で最も盛り上がった話題をさらに深めてもいいですし，新たな話題を選んでも構いません。なにか1つ話題を選択し，それについてラウンドロビンで話し合ってください。それでは今日は，3番さんに選択権を与えます。仲間と相談しても構いません。自分がぜひ話したいものを選んでも構いません。やり方はよろしいでしょうか。
　実はこのあと協同学習の技法の1つ「特派員」を体験したいと思います。集団2で話した内容，グループのメンバー全員で理解を深め，誰もがほかのグループに話し合いの内容を伝えられるように準備してください。
　ここまでよろしいでしょうか。それでは5分間です。3番さんが話題を決め，その理由を述べてください。ラウンドロビンですので，3番さんが決めた話題に関して全員が発言したあと，議論を深めてください。

「授業通信—特定の話題について」RR（集団5分，3番から）：机間巡視

　はい止め。
　どうですか。「集団2」では，「集団1」に比べて，1つのことを深く話せたのではないでしょうか。もともと「集団1」でも単なる発表ではなく，対話を深めてもらいたいという意図がありました。ところが「集団1」の方法では，次に自分が話題を提供する番になると，そのことばかりが気になり，前の人の話題に集中できないという学生からの意見がありました。
　実際，1人が話題を提供して終わりという「発表」がおこなわれているだけで「対話」になっていないということが気になっていました。より対話に集中できる条件として「集団2」を導入しました。
　最初から「集団2」までやるのはハードルが高い可能性がありますので，最初は「集団1」までにしておき，学生が慣れてきたら「集団2」を入れることをお勧めします。もっといえば，学生が成長すれば「集団1」のやり方でも，話題の報告とそれに続く対話が活発になります。そうなれば「集団1」と「集団2」を区別しなくても，「集団1」だけで対話が成立するようになります。

4　机間巡視の方法
　それぞれのグループで取り上げている話題とその話題に対する仲間の反応に注意しながら机間巡視をします。ここでの観察内容も授業展開の参考になります。

Column 6-3　対話中心授業

本研修は，私が提唱している「対話中心授業」にそった授業展開を試みています（安永，2012，2013）。「対話中心授業」とは協同学習の理論と技法を活用した活動性の高い授業づくりの基本的な枠組みです。対話中心授業1コマ90分の展開例を表1に示しています。ここまで本研修を受けてきた皆さんは，表1に示した授業の各段階で期待されている活動を容易に理解できると思います。

表1の段階「4.展開」にある「教授学習ユニット」は新しい言葉ですが，表2に示すように協同学習の基本構造が中心となっています。これもご理解いただけると思います。教授学習ユニットで強調しておきたいことは，教師は必要に応じて科目内容をしっかりと教えるべきである（科目内容の解説）という点です。すべての科目内容をグループ活動を通して学生に理解させることは不可能ではありませんが，途方もなく時間がかかります。教育の目的と効率化を勘案して，教師が主導的に教えることがあっても構いません。むろん，その際の教え方には工夫が必要です。教師の説明は15分以内にコンパクトにまとめ，学生の学習過程を意識した，わかりやすい説明が求められます。

表1　対話中心授業1コマ（90分）の展開例

授業の段階	活動内容	配分時間
1. 導入	初めの挨拶	5分
2. 見通し	授業の目的と手順の明示	3分
3. 復習	授業通信による前時の振り返り	15分
4. 展開	教授学習ユニットを用いた展開	55分
5. 振り返り	授業記録紙による本時の振り返り	10分
6. まとめ	終わりの挨拶	2分

表2　教授学習ユニットの段階と活動内容

段階	活動主体	活動内容
1. 内容説明	教　師	科目内容の解説
2. 課題明示	教　師	学習活動・課題の明示
3. 個人思考	学　生	課題との対話
4. 集団思考	学　生	仲間との対話
5. 理解共有	学　生	クラス全体との対話
6. 個人定着	（教　師）	まとめと展開

(2) 技法「特派員」の体験

第5講
09:50〜10:30
(40分)

スライド6-10

> 交流タイム「特派員」
> □ グループ間交流の方法を知る
> □ 特派員と派遣先、任務
>   ① 1番、1つ先のグループへ
>   　2番、2つ先のグループへ
>   　5番、気になるグループへ
>   ② 派遣先の話題を取材する　**5分**
>   ③ 自分のグループへ報告する　**7分**
> □ 報道員と任務
>   ② 3番・4番、特派員の取材に応じる

　では，これから「特派員」を体験することにします。先ほど「集団2」で，それぞれのグループが特定の話題について話し合いました。ほかのグループがどんな話題を話し合い，どのような議論が展開したか，知りたいものです。その際，クラス全体で幾つかのグループに発表してもらい，対話することも可能です。しかし，ここでは授業の活動性を高めるために「特派員」を導入します。

　「特派員」は，協同学習の技法の1つです。活動の内容は文字通り，各グループで決めた「特派員」にほかのグループでどんな議論が展開したかを取材してもらいます。特派員は取材した内容を，自分のグループにもち帰り，仲間に報告します。報告内容を手がかりに各グループでさらに議論を深めます。さほど難しい活動ではありませんので早速体験することにしましょう。

スライド6-11

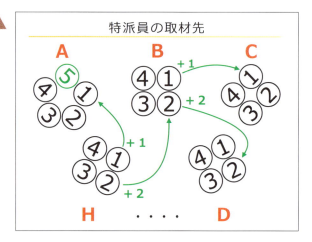

　今回は1番さんと2番さん，それに5人グループの5番さんを特派員とします。まず，特派員の1番さんと2番さんの派遣先を決めます。スライド(6-11)を見てください。これはBグループとHグループの1番さんと2番さんを

例にしています。それぞれアルファベット順で，1番さんは1つ先のグループへ，2番さんは2つ先のグループへ行って取材してください。最後のHグループの1つ先のグループは最初のAグループになります。5番さんはどこでも構いませんので気になるグループに行って取材してください。

残った3番さんと4番さんが報道員です。ほかのグループから来た特派員に自分のグループの検討内容を伝えてください。ここまでの説明よろしいでしょうか。

それでは，まずグループで，話し合った内容を3番さんと4番さんが説明できるように，内容を確認してください。特派員の1番・2番・5番さんも協力してください。そのうえで，1番・2番・5番さんはそれぞれどのグループを取材するのか，確認してください。では，3分でお願いします。

「内容と派遣先の確認」集団3分：机間巡視

はい，そこまで。
質問はありませんか。質問がなければ，「特派員」を始めます。特派員が来たら，名前と所属程度で構いませんので，簡単に自己紹介をお願いします。そのうえで，報道員が各グループで話し合った内容を伝えてください。特派員は自分のグループに報告できるように取材してください。では，これから5分です。取材に行ってください。

「特派員が派遣先の取材をおこなう」全体5分：机間巡視[5]

はい，時間です。特派員は報道員にお礼を言って自分のグループに帰ってください。

「挨拶と移動」全体：行動観察

では，いまから7分とりますので，特派員は取材内容をグループに報告してください。報告内容が自分のグループと同じ話題であれば，両者を関連づけて議論を深めてください。自分たちとは違った話題であれば，それについて自分たちの意見を出し合ってください。いずれにしろ，対話を通して授業通信の内容をさらに深く理解してください。では1番さんから報告してください。全体で7分です。

---

[5] 机間巡視の方法
まず，特派員が迷うことなく，派遣先に行けているかを確認します。合図を出したあとに行き先に迷っている特派員がいれば要注意です。指示の出し方に問題があった可能性もあります。

「特派員の報告を手がかりに議論を深める」集団7分：机間巡視

　はい，時間です。特派員という技法を用いて，ほかのグループの意見も聴くことができ，授業通信の内容，さらに理解が深まったのではないでしょうか。

スライド6-12

技法：　　　　　特　派　員

1. 各グループでの検討と理解
　　① メンバー全員で理解を共有

2. 特派員による他グループの取材
　　② 特派員の指名と取材先の決定

3. 特派員の報告と再検討
　　③ 報告内容の吟味
　　④ 理解の深化

　特派員の一般的な手続きです（スライド6-12）。まず①教師がクラス全体に特定の課題を出します。それをグループごとに検討して，グループ内で理解を共有します。そのうえで，②教師が特派員を指名します。指名を受けた特派員は，指定されたグループに出かけ，そのグループでの検討内容を取材します。その後，③特派員は自分のグループに帰り，取材内容を報告し，グループ内で議論を深め，④検討課題について理解を深めます。

　この特派員には，違うグループのメンバーと交流できるというメリットがあり，初めて体験したとき，多くの学生が好意的に反応してくれます。

　それではここで休みをとることにしましょう。15分間です。

休　憩
10:30
〜
10:45
（15分）

スライド6-13

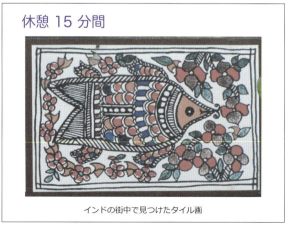

休憩 15 分間

インドの街中で見つけたタイル画

Ⅶ LTD 話し合い学習法

第6講(2日目) 10:45〜12:15(90分)

0 導入

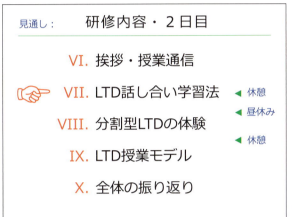

第6講
10:45
〜
10:47
(2分)

スライド 7-1

では始めましょう。いよいよ「LTD 話し合い学習法」に入ります。

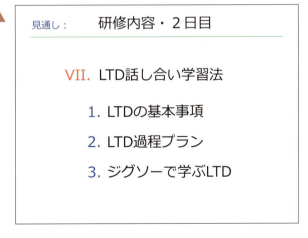

スライド 7-2

ここでは，まず「LTD の基本事項」と「LTD 過程プラン」の概要を説明したあと，ジグソーを使って LTD 過程プランを学びます。

VII LTD話し合い学習法

1 LTDの基本事項

第6講
10:47
〜
11:05
(18分)

スライド7-3

```
LTD話し合い学習法

□ 理想的な
   □ 学習法・読解法
   □ 対話法

□ 論理的な言語能力
   の育成法

Learning Through Discussion
(米1962：日1995から)
```

　これまでにLTDの本を3冊出版しました。一番新しいのがこの本です（スライド7-3：安永・須藤，2014）[1]。LTDについて詳しく知りたい方は，この本を参考にしてください。この本は2014年に出版しました。それから少々時間が経っています。この間の実践と研究に基づき，修正した点や展開した点もあります。

　さて，LTDは理想的な読解法であり対話法です。論理的な思考や言語技術を育成する効果的な学習法です。コミュニケーション力や対話力の効果的な訓練法ともいえます。

スライド7-4

```
LTDの目的

□ 理念的目的
   □ 真なる学びの追求
   □ 学ぶ喜びの復活

□ 具体的目的
   □ 課題文の理解と活用
   □ 学習態度とスキルの育成
```

1　**LTDの書籍**
　　残りの2冊はレイボーら（1996）と安永（2006）です。

LTDの目的は，本物の学びの世界を復活し，学ぶことの喜びを学生に思い出してほしいという願いがあります。誰しも幼い頃はいろんなことに関心を抱き，知ること，学ぶことに喜びを感じていました。しかし，残念ながらいまは大学生ですら，学びに魅力を感じている者は少数派となっています。そんな学生たちに，もう一度，学ぶ喜びを思い出してほしいという思いから開発されたのがLTDです。

　LTDを実践すると，教材である課題文の理解と記憶が深まり，課題文で得た知識の活用力が高まることが知られています。同時に，学習態度や学習スキルの育成も期待できます。LTDは協同学習に依拠していますので，当然，協同学習に期待される効果も得られます。

スライド7-5

LTDの基礎

- 課題文（読書課題）
    - 説明文、評論文、論文、随筆、他
        - 主張が明確なテキスト
        - 領域・形式、不問
- 対象者とグループ
    - 大学生（小学校高学年から実践可能）
    - 異質な4〜5人グループ

　LTDは教材である課題文(読書課題)の種類を選びません。どの領域の，どんな形式の文章でも構いません。説明文であっても，評論文や随筆であっても構いません。強いていえば，主張が明確な文章のほうがLTDに慣れるまでは，やりやすいように思います。

　LTDはもともと大学生を対象に考案されました。しかし，工夫次第で，LTDの基本的な理念や方法を損なうことなく，小学校の高学年でも実践でき，期待された効果が得られます[2]。

　グループの人数は4人ないしは5人が適切です。むろん学生の能力によっても変わります。学生が成長すると2人でもできます。

2　LTDの適用範囲
　小学生を対象とした実践として須藤・安永(2010a, 2011)があります。彼らは次の時間に紹介する分割型LTDを使って授業を構成しています。前者は道徳授業に，後者は国語科「説明文」の単元に，LTDを導入して，大きな成果をあげています。特に後者では，健常児の活用力を伸ばすだけでなく，特別な学習支援を必要とする子どもたちの成績も大きく改善することが実証されています(詳細は安永・須藤，2014)。

2 LTD過程プラン

第6講
11:05
〜
11:20
(15分)

スライド7-6

```
LTDの構成と過程プラン

□ 構成：LTD ＝ 予習 ＋ ミーティング
        （個人思考）  （集団思考）
         予習ノート
              ↑      協同学習の基本構造

□ 原理：LTD 過程プラン
    □ 思考過程に依拠した学習と対話の基礎
    □ 理論的背景：グループ＝ダイナミックス
                  ブルームの教育理論
```

　LTDは予習とミーティングから成っています。この予習とミーティングは協同学習の基本構造と対応しています。つまり，予習が個人思考に，ミーティングが集団思考にあたります。個人思考では予習ノートをつくるという作業を通して，1人で課題文を読み解きます。この予習を手がかりに学習仲間とミーティングをして，さらに読解を深めていきます。
　この予習とミーティングは，同じLTD過程プランに従います。LTD過程プ

Column 7-1　LTDを支える理論

　過程プランを支える理論的背景の1つとしてブルームの教育理論(梶田，1994)を指摘できます。ブルームは学習過程をタキソノミーというステップに分け，ステップにそって学習することで深い学習に達することができることを明らかにしています。LTDはこの研究知見に基づき，8ステップの過程プランを編み出しています。
　また，ブルームは学習を低次の学習と高次の学習に分けています。過程プランではステップ1からステップ4が低次の学習に，ステップ5からステップ8が高次の学習に対応しています。低次の学習と高次の学習はそれぞれ収束的学習と拡散的学習と捉えることができます。低次の学習は学習課題に書かれた著者の主張をできるだけ客観的に把握することを目的としているため，収束的学習と呼べます。一方，高次の学習は著者の主張を手がかりに他の知識や自己との関連づけを通して理解を深めるという目的から拡散的学習といえます。
　拡散的学習は収束的学習に基づいているという点に注目することが大切です。決して高次の学習である拡散的学習が優れていて，低次の学習である収束的学習が劣っているということではありません。過程プランのどのステップも学習課題の理解を深めるために欠かせない大切なステップであることを理解してください。実際の授業では拡散的学習と収束的学習が繰り返しながら展開すると考えられます。

ランは文章を理解する際の思考過程にそってつくられています。理論的にはグループ＝ダイナミックスやブルームの教育理論に依拠しています。理論に関する詳しい説明は，今日は触れないことにします。

スライド 7-7

過程プラン・予習

段階	ステップ	活動内容
導入	step 1	全体像の把握
理解	step 2	言葉の理解
	step 3	主張の理解
	step 4	話題の理解
関連づけ	step 5	知識との関連づけ
	step 6	自己との関連づけ
評価	step 7	課題文の評価
	step 8	リハーサル

このLTD過程プランには予習用とミーティング用があります。これ（スライド 7-7）が予習用です。

スライド 7-8

過程プラン・ミーティング

段階	ステップ	活動内容	時間60分
導入	step 1	雰囲気づくり	3分
理解	step 2	言葉の理解	3分
	step 3	主張の理解	6分
	step 4	話題の理解	12分
関連づけ	step 5	知識との関連づけ	15分
	step 6	自己との関連づけ	12分
評価	step 7	課題文の評価	3分
	step 8	振り返り	6分

そして，こちら（スライド 7-8）がミーティング用です。予習用の過程プランとミーティング用の過程プランを見比べてください。両者のステップ2からステップ7までの活動内容はまったく同じです。

両者の大きな相違はミーティングに時間制限があるという点です。ミーティングではステップごとに時間が細かく区切られ，全体が60分で終わるように組み立てられています。一方，予習にはそのような時間制限はありません。

このLTD過程プランにはLTDの基本エッセンスが凝縮されています。この過程プランを十分に理解し，実践することによりLTD本来の効果を実感できるようになります。

3 ジグソーで学ぶ LTD

第6講
11:20
〜
12:15
(55分)

それでは早速，LTD 過程プランを学ぶことにします。ここでもジグソーを活用したいと思います。ジグソーは二度目です。同じ技法を繰り返すことで経験知が高まり，実際の授業でも自信をもって使えるようになります。

(1) ジグソー学習法の実践

スライド 7-9

```
ジグソーで学ぶLTD

□ 担当課題を理解し、説明を工夫する
□ 個人      6分         配付資料7-1
□ 専門家グループ    12分
   ・ 1番グループ     step 1 と step 5
   ・ 2/5番グループ   step 2 と step 6
   ・ 3番グループ     step 3 と step 7
   ・ 4番グループ     step 4 と step 8
□ ホームグループ    12分
```

スライド(7-9)を見てください。ジグソーでの分担と時間配分を示しています。方法は，協同学習の基本要素をジグソーで学んだときと同じです。教材として，**資料 7-1** を使います（p.147）。

資料 7-1 を見てください。最初に，先程説明した LTD の基本事項が書かれています。これからジグソーで学ぶ LTD 過程プランは，「2. 過程プランの説明」にある 8 ステップになります。この**資料 7-1** に関して 1 つ注意点があります。スペースの関係から予習とミーティングのステップを，まとめて一緒に書いています。読むときは予習とミーティングの区別を意識しながら理解してください。

さて課題を分担します。1 番さんがステップ 1 と 5 を，2 番さんがステップ 2 と 6 を，3 番さんがステップ 3 と 7 を，4 番さんがステップ 4 と 8 を担当してください。5 人グループでは，5 番さんは，2 番さんと同じステップを担当してください。

自分の担当，わかりましたか。それぞれがどのステップを担当するか，グループで確認してください。

「担当課題を確認する」集団 30 秒：全体の観察

自分の担当課題，大丈夫でしょうか。問題がなければジグソーを始めます。

最初は個人思考6分間です。では始めてください。

「担当課題の内容を理解する」個人6分：机間巡視

はい，時間です。個人思考の6分が終わりました。自分の担当課題，理解できたでしょうか。時間が足りず，まだ十分に理解できていないという方がいるかもしれません。でも心配はいりません。これから専門家グループに分かれて仲間と学び合うので，より深く，担当課題を理解できます。

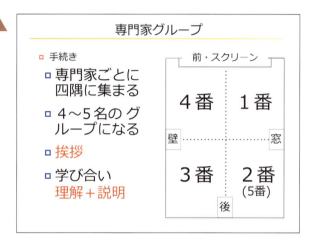

スライド 7-10

それではスライド(7-10)をご覧ください。専門家グループの手順です。このスライドも二度目ですので，理解できると思います。まず，担当課題ごとに4か所に集まってください。集まったらすぐに4〜5人のグループになってください。できるだけ，まだ話したことがない人と一緒になることをお勧めします。グループができたら，お互いの肩が触れるくらい近づいて，輪をつくってください。そこで待っておいてください。話し合いはまだやりません。では移動してください。

「担当課題別に4か所に集まる」移動：全体観察

はい，グループ，できましたか。二度目ですから，見通しが利き，とてもスムーズにグループができました。

これからやることを説明します。まず挨拶です。名前と所属，簡単で構いません。ラウンドロビンの要領で，時間をかけずにクルリと回してください。

そのうえで，担当したステップごとに，理解を深め，説明方法を考えてください。具体的な例を出して説明するとわかりやすくなります。関連づけを意識してください。

時間は12分です。各グループ，LTD過程プランの2つのステップを担当し

ていますので，それぞれ 5 分程度で，理解を深め，説明方法を考えてください。
専門家グループの説明はここまでですが，おわかりでしょうか。

はい，それでは各グループのなかで，スクリーンに一番近い人から口火を切ってください。時間は 12 分間です。

 「担当課題を理解し，説明法を考える」専門家グループ 12 分：机間巡視

はい，時間です。そこまでにしましょうか。担当課題，理解できましたか。説明の仕方も大丈夫ですね。それでは専門家グループの仲間に，心から感謝の気持ちを表して，元のホームグループに帰ってください。

 移動：全体の観察

さて，それぞれが担当した課題の専門家になりました。これからホームグループを始めます。時間は 12 分間です。ステップ 1 から順に説明してください。2 番さんと 5 番さんはステップ 2 と 6 を担当しましたので，ステップ 2 は 2 番さんが主に説明し，5 番さんが補足してください。次のステップ 6 では 5 番さんが主に説明して，2 番さんが補足するというようにお願いします。
では 1 番さんから始めてください。

 「担当課題を説明する」ホームグループ 12 分：机間巡視

はい，時間です。そこまでにしましょうか。ジグソーで LTD 過程プランを学びましたが理解できましたか。質問があればお願いします[3]。

 待ち時間 3 秒

---

[3] 期待される反応
質問が積極的に出ないこともあります。その場合「質問の 3 秒ルール」を使って，質問を打ち切り，次の「ステップ 5 と 6 の区別」に進みます。すると多くの人が，両者の区別が難しかったと認めてくれますので，説明に移りやすい流れになります。

(2) ステップ5と6の区別

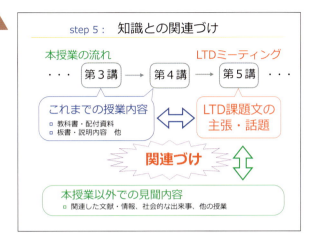

　これまでの経験から「ステップ5とステップ6の区別がわかりにくい」と思っている方，多いのではないでしょうか。補足説明します。

　まず，ステップ5の「知識との関連づけ」です。知識との関連づけの基本は，それまでに授業で習った内容と，課題文の内容とを関連づけることです。一般的に，LTDは授業のなかで使われます。スライド(7-11)に示したように，たとえば，ある授業の第5講でLTDを実施したとします。その際，教師が準備した課題文は，それまでの授業内容の延長線上にあるはずです。同じ授業のなかで取り上げる課題文は，必然的にそれまでの授業内容と関連しているはずです。

　そこで，ステップ5の「知識との関連づけ」では，それまでの授業内容と課題文の内容とを関連づけることである，と考えてください。教科書や配付資料，先生の板書や説明と，課題文を関連づけてください。これが基本です。

　むろん，授業以外で見聞した内容と関連づけしても構いませんが，常に，ステップ5とステップ6の区別を意識しておいてください。ステップ5と6が混乱するのであれば，当面，ステップ5はそれまでの授業内容と課題文の内容との関連づけに留めておいてください。

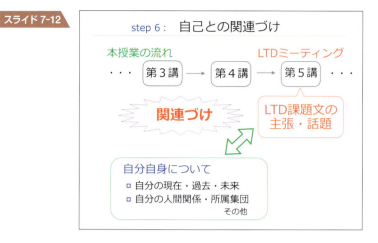

　一方，ステップ6の「自己との関連づけ」は，課題文を読んで，自分自身の現在や過去，未来について考えたことと紐づけすることが基本です。これまでの自分は，そしてこれからの自分は，と考え，いまの自分，いままでの自分，いまからの自分自身を課題文と関連づけします。

　その際，過去の体験と関連づけるときは注意してください。体験との関連づけには2つの側面が含まれています。1つが具体的な出来事です。もう1つがその出来事に関連した自分自身の心の変化です。具体的な出来事としての体験を課題文と関連づけるのはステップ5です。その際，個人的な心の変化は入れません。具体的な出来事を客観的な事実として取り上げて，課題文と紐づけします。一方，具体的な出来事を体験して生じた自分自身の変化と課題文とを結びつけるのがステップ6です。

　たとえば，皆さんは先ほどLTDを学びました。それは皆さんの具体的な体験です。LTDを学んだという皆さんの体験を，皆さんがこれまで使ってきた本の読み方と比較検討するのがステップ5「知識との関連づけ」です。「これまでの読書法ではLTDのようなステップはなかった」や「これほど細かく時間を区切ったミーティングも知らない」といった関連づけはステップ5です。一方，「LTDのステップは大変参考になったので，これから自分の読書法に取り入れたいと思った」や「LTDを知って自分の勉強法をもう一度考え直したいと思った」といった関連づけはステップ6です。

　この区別は，最初は混乱するかもわかりません。しかし，両者の違いを意識しながら関連づけを繰り返していると，区別できるようになります。最初のうちは混乱を気にせず，いろいろな内容と関連づけてください。その関連づけを仲間と検討するなかで，ステップ5で取り上げるべきか，ステップ6で取り上げるべきかの区別が，少しずつ見えてきます。繰り返すなかで明確になります。

「ステップ5と6の違いを理解する」RR（個人30秒，集団4分，4番から）：机間巡視

第6講(2日目) 10:45〜12:15(90分)

　はい，ありがとうございました。
　質問はありますか。
　時間がきましたので，昼休みにしましょう。午後は13時15分から始めます。お疲れさまでした。

昼休み
12:15
〜
13:15
(60分)

スライド7-13

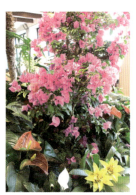

101

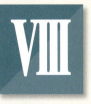

第7講(2日目) 13:15～14:45(90分)

VIII 分割型 LTD の体験

0 導入

第7講
13:15
～
13:30
(15分)

スライド8-1

```
再開・午後の部

□ 仲間と挨拶    7分 RR

□ 「昼食は？」「体調は？」

□ 午前中の振り返り
  ① 1人ずつ疑問点があれば出す
  ② 話し合って疑問を解決する
  ③ 質問があれば準備する

□ 全体
```

　時間になりましたので，午後の部を始めます。
　それでは，昨日と同じように，まず仲間と挨拶をしましょう。スライド(8-1)を見てください。昨日と同じスライドです。「挨拶」「昼食と体調」「午前中の振り返り」をお願いします。誰からスタートしても構いません。7分です。

 「昼食と振り返り」RR(集団7分，2番から)：机間巡視

　はい，そこまでにしましょう。
　さて，この研修もいよいよクライマックスに入ってきました。再度，研修の流れを確認しておきましょう。

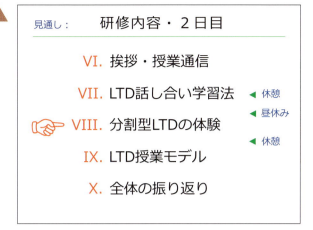

午前中に LTD の概要と LTD 過程プランを学びました。午後は「分割型 LTD の体験」と「LTD 授業モデル」について学び，最後に「振り返り」をおこないます。

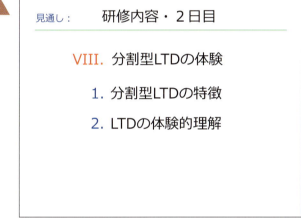

まず「分割型 LTD の体験」です（スライド 8-3）。ここでは分割型 LTD を紹介したのち，一部ですが，分割型 LTD を実際に体験してもらいます。

1 分割型 LTD の特徴

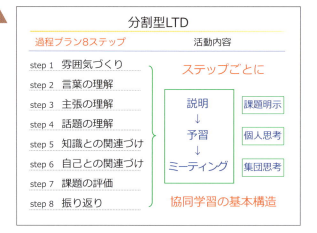

　これが分割型 LTD の概念図です(スライド 8-4)。午前中に紹介した LTD を標準型 LTD と呼べば，両者の違いは過程プラン 8 ステップの扱い方です。標準型 LTD では，まず教師が LTD 過程プラン 8 ステップの説明をまとめておこない，学生が授業時間外に 8 ステップにそって予習をします。そして授業中にも 8 ステップにそって 60 分間のミーティングをおこないます。これに対して分割型 LTD は，過程プラン 8 ステップを分割し，ステップごとに教師が方法を説明し，その授業時間内に学生が予習とミーティングをおこないます。この「説明・予習・ミーティング」は「課題明示・個人思考・集団思考」，つまり協同学習の基本構造とも対応していることを確認してください。

　この分割型 LTD，もともと小学校の授業に LTD を導入する工夫から始まりました。小学校は 45 分授業なので 60 分間の LTD ミーティングをそのままもち込むことはできません。また，複雑な LTD 過程プランをまとめて説明しても小学生は理解できません。授業時間外に予習を求めても無理です。そこで，小学生にも使えるように，LTD 過程プランの説明も，予習も，そしてミーティングも，授業時間内におこなえるように工夫したのが分割型 LTD です。

　この分割型 LTD であれば，小学生でも LTD を実践できます。実際，私たちの研究結果はその有効性を示しています(須藤・安永，2010b，2011)。

　もちろん，分割型 LTD は大学生や専門学校生にも使えます。学生が相手の場合，状況に合わせて，8 ステップをステップ 1〜4 とステップ 5〜8 とに二分割して実践することも可能です。分割の仕方は自由にアレンジしてください。

　ここで参加者の皆さんにも分割型 LTD を一部体験していただき，LTD のよさを実感してもらいたいと思います。

2 LTDの体験的理解

第7講
13:40
〜
14:45
(65分)

スライド8-5

```
分割型LTDの体験

□ 課題文：「大きな力を出す」
    □ 出典
        「光村図書 小学校国語
                四上　かがやき」
                    pp. 36-37
□ 目的
    □ LTDのポイントを体験的
      に理解する
```

　今回準備した課題文は，小学校4年生の国語の教科書に収録されている「大きな力を出す」です。**資料8-1**をご覧ください（p.151）。この課題文を用いて分割型LTDを体験することにします。

スライド8-6

```
課題文の読み方

□ 主観と客観の区別
    □ 著者の主張（客観）を自分の言葉でまとめる
      とき、自分の意見（主観）を述べない
□ 3色ボールペンの活用

    赤 = 最重要  ｝ 客観　著者の主張
    青 = 重要

    緑 = 個人の    ｝ 主観　自分の意見
         興味関心
```

　では，課題文を読みたいと思いますが，皆さんは文章を読むときにどんな読み方をしていますか。多くの人が付箋を使ったり，線を引いたりしながら読まれているのではないでしょうか。私は3色ボールペンを活用した読書法を愛用しています。これは，明治大学の齋藤孝先生が提唱した読書法です（齋藤，2002）。この方法は，主観と客観とを区別しながら読むという習慣を身につけることができます。
　方法は簡単です。「赤・青・緑」の3色ボールペンを準備します。課題文を読んでいて，とても重要な箇所と思ったところに「赤」で下線を引いたり，囲んだりします。「赤」で印をつけた箇所と比べてそれほど重要ではないものの，全体

的に見て重要なところに「青」で下線を引いたり，囲んだりします。この「赤」と「青」で印をつけたところは，課題文の著者の視点から見て重要な点であり，客観的な内容といえます。一方，課題文を読んでいて，課題文の著者の主張とは直接関係しないが，課題文を読んでいる自分の視点から面白いと思ったり，気になったところに「緑」で印をつけます。「緑」で印をつけたところは自分の世界ですから，主観となります。このように3色ボールペンを用いながら課題文を読むと，主観と客観を自然と区別することができます。同時に，この区別がLTDの過程プランを実践する際に大変役立ちます。

スライド 8-7

これ（スライド8-7）は，3色ボールペンを使って私が実際に読んだ文章の例です。この文章はジョンソンら（2001）の訳本の一部です。3色ボールペンによる書き込みがあります。この書き込みを見ると，すべての内容を再度読み返すことなく，文章の大切な部分が一目で理解できます。また，緑色の書き込みから，この本をいつ，どのような気持ちで読んでいたかということがわかります。書き込みをした本人にしかわからない，そのときの情報も読み取ることができます。このように3色ボールペンを使って読んだ文章は，読んだ本人にとって，この世に2つとない貴重な資料となります。

第 7 講(2日目)　13：15〜14：45(90 分)

スライド 8-8

分割型LTDの体験

- step 1〜3：主張の理解
  - 個人　**3分**
    ① 主張を受容する
    ② 主張を自分の言葉で表す
  - 集団　**4分**　RR
    ③ 各自の理解を紹介する
    ④ 話し合って理解をまとめる
  - 全体

　ということで，3色のボールペンをお持ちの方は，3色ボールペンを使って，課題文「大きな力を出す」を読んでください。3色ボールペンを持っていない方には，ボールペンをお貸ししますので，手を挙げてください[1]。

　では，いまからスライド(8-8)に示したように，ステップ1からステップ3までを一緒にやります。小学校4年生の教科書に載っている文章ですので，さすがにわからない「言葉」はないと思います。では，いまから3分差し上げますので，3色ボールペンを使って，課題文を読んでください。そして，著者の主張を，課題文の裏側にある「準備ステップ 3」の空欄に，自分の言葉で，一文で書いてください。よろしいですか。質問はありませんか。では始めてください。

　「主張の理解」個人 3 分：机間巡視

　さて，著者の主張を一文で書けましたか。それぞれのまとめを検討する前に，3色ボールペンで読んだ課題文をグループの仲間と見せ合ってください。仲間がどこに「赤」や「青」で印をつけたか，比較してみてください。時間は1分ほどでお願いします。

　「記入した 3 色の箇所を見比べる」集団 1 分程度

　そこまでにしましょう。
　どうでしょうか，ピッタリ一緒ということはなかったかもわかりませんが，随分と似たところに線が引かれたのではないでしょうか。赤い線は課題文のはじめのほうや終わりに近いところに多くなかったでしょうか。青い線は，各段落の最初のほうになかったでしょうか。実はそれには大切な理由があります。課題文の構成が関係しています。

---

[1] **3 色ボールペンの代用法**
3色ボールペンが準備できないときは，赤，青，緑の代わりに二重線，一重線，破線などで区別するのも1つの方法です。

VIII 分割型LTDの体験

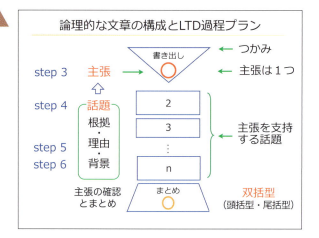

スライド8-9

　このスライド(8-9)の中央の図形と，その右側はアカデミック＝ライティングの構成を表しています。四角や三角や台形は段落，パラグラフを表しています。論理的な文章を書くときには，最初に「主張」を述べ，そのあと，主張を支持する根拠や理由を「話題」として述べます。そして最後に，もう一度「主張」をまとめます。最初と最後で主張を述べるので，この構成は双括型と呼ばれています。

　この構成，スライドの左側に描いたようにLTDの過程プランに対応しています。もともとアメリカで，大学生向けに開発されたLTDです。LTDで読む課題文の多くは，やはりアカデミック＝ライティングの構成で書かれた文章が多かったと思われます。その結果，その構成に合わせた読み方が開発されたと考えるのは大きな間違いではないと思います。

　ここで押さえておきたいことは，論理的な文章の構成とLTD過程プランが対応しているという点です[2]。

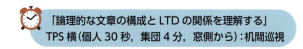

　さて，先ほどの課題文「大きな力を出す」をご覧ください。段落ごとに番号を振っておきました。スライド(8-9)の構成と比較して，課題文「大きな力を出す」の文章構成が，双括型になっていることがおわかりでしょう。最初の段落①に課題文の主張が述べられています。それに続く3つの段落②，③，④で，

---

[2] **論理的な文章とLTD**
　若干の補足説明をしておきます。大学ではレポートを数多く書きます。その際，アカデミック＝ライティングの構成を知っておくと質の高いレポートが書けます。つまり論理的な文章を書くことができます。その基本が「まず主張を述べ，次にその根拠を述べる」ことです。これは「書く」ときだけでなく「話す」ときにも通用します。「主張→根拠」という順序性が論理的な言語技術の基本となります。この「主張→根拠」の順序が，LTD過程プランの「ステップ3→ステップ4」の順序と対応しています。

主張を支持する話題が１つずつ述べられています。この３つの段落で述べた話題を踏まえて，最後の段落⑤でもう一度，この課題文の主張を確認しています。

課題文「大きな力を出す」が，この論理的な文章構成になっていることが確認できましたので，そのつもりで再度，皆さんが３色ボールペンで印をつけたところを確認してみてください。

「３色の場所を確認する」集団20秒：全体観察

どうでしょうか。最初の段落①と最後の段落⑤に赤で印をつけた人が多かったのではないでしょうか。また，主張を支持する話題を述べた段落②③④のはじめの部分，つまり各段落の「中心文[3]」にあたるところに，青の印が多かったのではないでしょうか。

少々，説明が長くなりました。これから集団で課題文の主張を理解したいと思います。先ほどは課題文「大きな力を出す」を１人で読んでもらって，著者の主張を自分の言葉でまとめて，課題文の裏に書いてもらっています。裏側に書いてもらったのは，抜き書きをしにくくする工夫です。

これから集団思考をおこないます。４分差し上げますので，ラウンドロビンを使って著者の主張を，グループとしてまとめてください。よろしいですか。ではお願いします。

「ステップ３：著者の主張を理解する」RR（集団４分，２番から）：机間巡視

課題文「大きな力を出す」は小学校４年生の教科書に載っている文章ですが，グループとして主張をまとめるのは案外と難しい課題ではなかったでしょうか。

では２つのグループに報告してもらいましょう。

発表「まとめを発表する」２グループ　全体：ミラーリング[4]

どうでしょうか，どちらのグループのまとめも，ほぼ同じ内容だったと思いますが，微妙にまとめ方が違っていたことに気づかれたでしょうか。この微妙な違いに気づけ，この違いを手がかりに議論を展開すると，議論が深まりま

---

[3] 中心文
論理的な段落のなかも「主張→根拠」の構成になっています。段落の最初の一文は，その段落で述べたいことを表します。これを中心文といいます。それに続く文は展開文と呼ばれ，中心文を支持する内容になっています。

[4] 発表への対応
発表をただ聞くだけでは十分に理解できません。そこで講師は発表の内容をミラーリングし，発表者との対話を通して，クラス全体で発表内容の理解を深めるように工夫しています。

す。実際，研究者はこの小さな違い，ずれを手がかりにしながら論を展開しています。研修の最初に提案した協同実践の問題発見にあたります(コラム2-1, p.13)。

スライド8-10

分割型LTDの体験

- step 4：話題の理解
  - 個人　**3分**
    ① 話題（根拠や理由）を見つける
    ② 話題を自分の言葉で表す
  - 集団　**4分**　**RR**
    ③ 話題を紹介する
    ④ 話し合って理解をまとめる
  - 全体

さて，次がステップ4です(スライド8-10)。ステップ4は話題の理解です。課題文「大きな力を出す」で読み取った著者の主張をより深く理解するために，話題ごとに理解を深めていきます。課題文「大きな力を出す」には段落番号の②，③，④が1つずつの話題となっていますので，段落ごとにまとめることになります。基本的にはステップ3の手続きと同じですので，今回はステップ4は飛ばすことにします。

スライド8-11

分割型LTDの体験

- step 5・6：関連づけ（知識・自己）
  - 個人　**2分**
    ① 課題文を既有知識とつなぐ
    ② 課題文を生活に活かす
  - 集団　**5分**　**RR**
    ③ 関連づけを紹介する
    ④ 関連づけを広げる
  - 全体

では，ステップ5と6にいきます(スライド8-11)。皆さんにとってLTDは初めての体験です。そこで，今回はステップ5と6を一緒にやることにします。ステップ5は知識との関連づけでした。ステップ6は自己との関連づけでした。今回は両者を区別しませんので，関連づけの対象はなんでも構いません。できるだけ多くの関連づけをおこなってください。多くの人が気づかない

ような関連づけができると，とても盛り上がります。ではいまから2分差し上げますので，1人で関連づけをやってください。

「ステップ5と6の関連づけ」個人2分：机間巡視

次に，いまおこなった関連づけを，グループで共有してください。1人が1つずつ関連づけを紹介してください。それに対して，ほかのメンバーはなんらかの反応をしてあげてください。同様な関連づけをしている人がいたら，そのときに出してください。また，仲間の関連づけを聴いて新たな関連づけが浮かんだのであれば，それも出してください。個人思考でおこなった関連づけを紹介することだけが目的ではありません。課題文を手がかりに関連づけをできるだけ広げることが目的です。では時間は5分間です。お願いします。

「仲間と関連づけを膨らませる」RR（集団5分，3番から）：机間巡視

はい，時間です。いかがでしたか。どのグループも，とても盛り上がっていました。実際のLTDミーティングでも同じです。ステップ4までは，話し合いを通して著者の主張や話題の内容を正しく理解するという作業です。どうしても，正しい答えがあり「間違ってはいけない」という気持ちが働くのでしょうか，大いに盛り上がるということは，あまりないようです。間違えないように安全運転している，といった雰囲気です。

それに対してステップ5や6では一挙に盛り上がります。自分の知っている知識や自分自身との関連づけには正しい答えなどありません。思いのままに，自分自身を関与させることができます。これが学生のテンションを高めるようです。いい意味でうるさくなります。

では，それぞれのグループで，ぜひともほかのグループにも知ってもらいたい，という関連づけがあったと思います。いくつか紹介してもらいましょう。自薦他薦，問いませんので，お願いします。

発表[5]

ありがとうございました。とても興味深い関連づけを楽しむことができまし

---

[5] **全体発表の留意点**
多くの場合，研修の参加者からユニークな関連づけの紹介があります。研修会の場全体で共有してください。すぐに手が挙がらないこともあります。その場合でも，グループによっては，ちょっとした動きがあります。仲間同士が顔を見合わせたり，仲間に発言を促しているような雰囲気が伝わってきます。そんな小さな変化を見逃さず指名してください。多くの場合，快く紹介してもらえます。
ときには，机間巡視中に小耳にはさんだ関連づけを，ぜひとも聞きたいとお願いすれば，ほぼ間違いなく紹介してもらえます。

た。思いもよらない関連づけを知ることで，課題文に対する理解がさらに深まったことを確認しておきたいと思います。

分割型LTDの体験は，ここまでにしましょう。ステップ7とステップ8が残っていますが，ステップ7は課題文の評価であり，ステップ8は振り返りですので，ご理解はいただいていると思います。

以上，LTDのポイントとして，著者の主張をまとめるステップ3と，関連づけのステップ5と6を中心に，分割型LTDを体験していただきました。理解は深まったでしょうか。

LTDは結構複雑な技法です。これまでの経験から，60分のLTDミーティングをおこなう標準型LTDを3回ほど体験していただくと，LTD本来の意味やよさがわかるようです。ぜひとも仲間を募って，一緒にやってみてください。むろん，1人でもできます。教科書や論文などを読むとき，LTD過程プランを意識しながら，できれば3色ボールペンを使いながら読み，さらにはノートにまとめながら読むと，理解が深まります。課題文を読むというインプットだけではなく，理解した内容をノートにまとめたり，仲間に伝え，対話するというアウトプットをおこなうと，課題文の理解は深まり，課題文の内容を日常生活に活用できるようになります。そのとき，LTD過程プランを使うと，効率的かつ効果的な学びが展開します。

では，休み時間にしましょう。

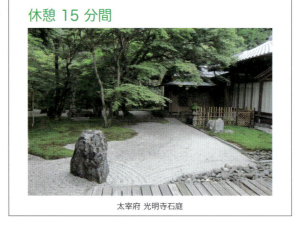

スライド 8-12

休憩 15 分間

太宰府 光明寺石庭

Column 8-1　LTD ミーティング中の留意点

　ミーティング中の机間巡視はとても大切な活動です。その際，教師がとるべき態度は，学生を信頼し，ミーティングの運営すべてを学生に任せ，ミーティングが終わるまで，直接的な関与を避けるのが基本です。

　教師の安易な関与は，学生の貴重な学習機会をつぶすことになります。話し合いがうまくいっていないグループを見つけると，すぐに干渉する教師がいます。それが教師の役割だと信じている教師も少なからずいます。また，話し合いが盛り上がっているグループに近づき，自分の意見を述べる教師もいます。どちらの行為も学生の主体的な学びを阻害します。

　教師は自分の行為がグループ活動や学生に及ぼす影響に敏感になる必要があります。たとえば，教師が近づくとグループの雰囲気が違ってきます。逆に，教師が遠ざかると，また雰囲気が違ってきます。グループの横で立ち止まり，聞き耳を立てると，さらに大きな変化が生まれます。教師が聞いていることがわかると口ごもる学生がいます。反対に，なにかをアピールするかのように発言する学生もいます。教師の存在でグループの雰囲気が変わったり，発言が影響されたりするということは，特に初期のLTDミーティングでよく見られます。この点を教師は意識すべきです。むろん，教師が教室のどこにいようとも，各ステップでおこなうべき活動をしっかりおこなうという態度が，学生には求められます。

　また，机間巡視をしている最中にグループから質問を受けることがあります。仲間と真剣に話し合っても，どうしても理解できないときなど，学生が質問してくることがあります。この場合も，教師は質問に答えるべきではありません。いまはグループで話し合うように指示すべきです。必要であれば，ミーティング終了後に取り上げ，クラス全体で問題を共有し，説明を加えます。

　机間巡視中に，LTDミーティングで禁止された行為を発見することがあります。たとえば，話し合いに集中できていない，テキストを読んでいる，ノートを作成しているなどの行為です。これらの行為が目に余ることがあります。その場合，筆者はキーワード風に板書して注意を促すことにしています。たとえば「傾聴」「テキストを読まない」「ノートをつくらない」などと板書します。学生たちは敏感に反応します。

　いずれにしろ，教師の行為はグループ活動に大きな影響を及ぼすことを理解してください。そして，LTDミーティングで期待される学生の変化成長を促す方向で，教師の影響力を最大限に活用してください。

IX LTD授業モデル

第8講(2日目) 15:00～16:30(90分)

0 導入

第8講 15:00～15:02 (2分)

スライド9-1

見通し： 研修内容・2日目

- VI. 挨拶・授業通信
- VII. LTD話し合い学習法　◀ 休憩
- VIII. 分割型LTDの体験　◀ 昼休み
                       ◀ 休憩
- ☞ IX. LTD授業モデル
- X. 全体の振り返り

はい，時間になりましたので始めます。

いよいよ本研修も大詰めを迎えました。この時間では，前半で「LTD授業モデル」について解説し，後半で研修全体の「振り返り」をおこないます。

スライド9-2

見通し： 研修内容・2日目

IX. LTD授業モデル

1. LTD授業モデルの特徴
2. 実践・LTDによる文章作成
3. 実践・LTD基盤型PBL

まず「LTD授業モデル」です。ここではLTD授業モデルを再度確認して，その特徴を理解します。そのうえで，LTD授業モデルの実践例として「LTDによる文章作成」と「LTDに基づくPBL」を簡単に紹介します。

1　LTD授業モデルの特徴

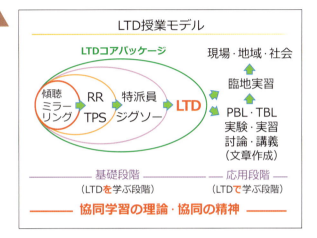

このスライド(9-3)，もう何度も見てもらいました。LTD授業モデルです。これまでの研修内容を振り返っていただくと，本研修がLTD授業モデルの基礎段階，つまりLTDコアパッケージにそって構成されていたことが，いまではよく理解できると思います。今回の体験を，そのまま半期週1回，15コマの授業として展開することもできます。

これ(スライド9-4)は，私が初年次教育科目を計画するときに用いている計画案です。授業科目の目的は大学での学び方，特に論理的な言語技術を育成することです。同時に，学びを中心とした望ましい大学生活についても指導して

います。

　スライド(9-4)の左側がそれぞれのコマで取り上げる中心的な授業内容です。大学での授業の受け方や学び方，論理的な言語技術と，それを活用したレポート作成などを意図しています。

　一方，スライド(9-4)の右側に，この 15 コマの授業に導入している協同学習の技法を示しています。最初の 2 コマで協同学習を伝えます。そこでは傾聴・ミラーリング・シンク＝ペア＝シェア(TPS)・ラウンドロビン(RR)を体験します。これらの技法は最初の 2 コマで導入し，最後の 15 コマまで反復して使います。その後，学生の変化成長を見極めながら，望ましい時期にジグソー学習法や特派員を導入し，LTD につなげています。まさに今回の皆さんの研修内容をそのまま授業で実践していることになります。

　このスライド(9-4)の右側の技法のみを取り出して図式化したのが，次のスライド(9-5)です。

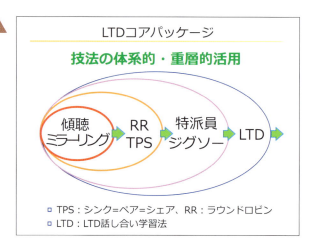

　おわかりですね。LTD 授業モデルの基礎段階にある LTD コアパッケージです。ここで一番強調しておきたいことは，技法の体系的・重層的活用です。授業目的を常に意識しながら，学生の変化成長に応じて，使用する技法を変えています。その際，より基本的な話し合いのスキルである傾聴とミラーリングから始め，簡単で汎用性の高い基本的な技法である RR や TPS を導入します。この RR が TPS を活用しながら，特派員やジグソー，LTD を伝えます。この一連の学びを通して協同学習の考え方や協同の精神も同時に理解させます。

　このようにして LTD 授業モデルの基礎段階を通して獲得した協同学習の考え方と技法は，その後に展開する応用段階の基盤となります。

「LTD 授業モデルを理解する」RR(個人 30 秒，集団 4 分，2 番から)：机間巡視

　はい，よろしいでしょうか。

いま高等教育ではアクティブラーニング（AL）が推奨されています。高等教育だけでなく，小・中・高においても「主体的・対話的で深い学び」と称して多くの取り組みがおこなわれています。そこでは，特定の技法を授業に導入することで「よし」としている実践が多くないでしょうか。AL型授業をおこなうことが目的ではなく，AL型授業を通して「現場で活躍できる人材」を育成することを目的とした場合，常に学生の変化成長に着目し，そのときどきで最もふさわしい技法を体系的かつ重層的に活用すべきだと思います。

2　実践・LTDによる文章作成

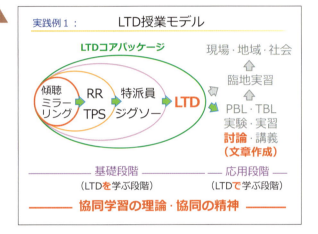

ここではLTD授業モデルによる論理的な言語技術の育成を目標とした実践例を紹介します。LTDコアパッケージを通して獲得した「読む・聴く・話す」をベースとして「書く」訓練をおこないます。LTD授業モデルで表現すれば，こののようになります（スライド9-6）。

具体例を紹介しましょう（スライド9-7）。看護学校での実践です（須藤・安永，2014）。科目名は「論理的思考」です。コマ数は20コマでした。全体を3段階で構成しました。第1段階が読解段階で，LTD授業モデルの基礎段階にあたります。具体的な学習活動は，基本的に，この研修で皆さんが体験した内容と同じです。その後の第2段階と第3段階は，第1段階で学習したLTDを基盤として，第2段階では討論（ディベート）を，第3段階では文章作成を指導しました。この段階2と段階3がLTD授業モデルの応用段階にあたります。

文章作成も討論も，常にLTDと関連づけながら，まず主張を述べ，次に根拠となる話題を述べます。つまり，LTDのステップ3と4の順序性を常に意識させました。そのうえで必要に応じて，ステップ5と6の関連づけを用いて内容を展開する，という指導を繰り返しました。

スライド9-8

実践例1： 看護学校の試み 2/2

- エッセイ＝コンテスト入選
  - 第8回看護学生論文：エッセイ部門
    - 雑誌「看護教育」（医学書院）主催
  - **2編入選**『看護教育』(2010、8月号)
    - エッセイ12本を投稿（完成原稿48本中）
    - エッセイ部門、8/64 編が入選
  - その後、**5年連続、入選**

その結果（スライド9-8），この授業の成果の1つとして，全国レベルのエッセイ＝コンテストに2編が入選しました。もともとこの授業では，学生全員が1編のエッセイを書くことを目標として掲げていました。LTD授業モデルの基礎段階で実践した協同学習の考え方や協同の精神に基づき，基本的な学習スキルを学び，LTDを実践することで「読む，聴く，話す」だけでなく「書く」ことも高められるという仮説のもとに，この授業を展開しました。スライド(9-8)の結果からも，この仮説は見事に実証されました[1]。

なお，この試みは1回きりの結果ではありません。その後，授業コマ数は15コマに減りましたが，同様の授業を展開し，5年間連続して入選作を出すという快挙を成し遂げています。残念ながら，その後はエッセイ＝コンテスト自体がなくなりましたので，記録はそこで止まってしまいましたが。

それでは，いま紹介した看護学校の実践例についてグループで検討しましょう。

---

1 **批判的思考の育成**
大学生を対象とした初年次教育にLTD授業モデルを適用した安永ら（2014）の実践においても批判的思考が伸びることが示されています。

「看護学校の実践例を理解する」RR（個人30秒，集団4分，3番から）：机間巡視

　はい，そこまでにしましょうか。ということで，LTDによる文章作成の指導の実践例を示しましたが，なにか質問はありますか。

3　実践・LTD基盤型PBL

第8講
15:35
〜
15:55
(20分)

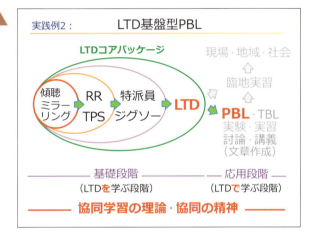

　次に，LTD授業モデルの基礎段階と，応用段階としてのPBL（Problem Based Learning）をつなぐ実践例を紹介します。図で表せば，このスライド（9-9）のようになります。

　アクティブラーニングの1つとして問題基盤型学習，PBLがあります。このPBL，学習者の問題発見能力，解決能力およびコミュニケーション能力などの育成に効果的です。

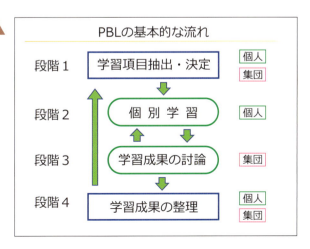

PBL の基本的な流れがこれ（スライド 9-10）です。各段階の詳細な手続きは専門書（溝上・成田，2016；ウッズ，2001；吉田・大西，2004）に譲りますが，その特徴として，個人での学びとグループでの学びが幾度となく繰り返されます。そして最後に「学習成果を整理」し，報告をします。もうおわかりのように，PBL も協同学習の基本構造「課題明示・個人思考・集団思考」を明確に組み込んだ学習法です。協同学習の観点からも理にかなった学習法です。個人的には協同実践力の育成に極めて効果的な学習方略であると高く評価しています。

　ところが，この PBL，最近，風当たりが強くなっています。その主な原因の 1 つは PBL の導入のしかたにあると考えています。PBL は有効な学習方略なので，PBL の流れにそって授業を展開すれば，期待した効果が得られるという甘い見通しによる実践が少なからず見受けられます。残念ながら複雑な PBL を実践するだけの資質・能力を獲得できていない学生は，PBL の各段階で求められている課題を十分にこなすことができず，やる気が削がれ，いつしか手抜きを始めてしまいます。この状況を放置したままでは期待された学習効果は得られません。本研修を受けてきた皆さんは，もう十分おわかりですね。LTD 授業モデルの基礎段階を飛ばして応用段階の PBL をおこなっても，成果は期待できないということです。

Column 9-1　PBL の基本的な流れ

　PBL の基本的な学習プロセスは次の通りです。スライド 9-10 を参照してください。

　まず段階 1 の「学習項目抽出・決定」です。ここでは，教師が準備した問題（シナリオ課題）を小集団の学習仲間と吟味することから始まります。シナリオ課題には，教師が学んでほしい学習内容の手がかりがちりばめられています。その課題を 1 人で読み（個人思考），仲間と議論して疑問点や問題点を手がかりに学習項目を抽出し，分担します（集団思考）。

　段階 2 の「個別学習」では，分担した学習項目を個人で調べて理解を深めます（個人思考）。個別学習の成果を持ち寄り，段階 3 の「学習成果の討論」で，各自の学習成果を交流することで，シナリオ課題に取り組みます（集団思考）。

　上述の段階 2 と 3 における個別学習と集団討論を幾度となく繰り返します。そして最後に段階 4 で「学習成果を整理」し，報告をします。一般的には段階 1 から段階 4 で PBL は終わります。

　しかし，個人的には段階 4 の「学習成果の整理」で終わらせたくありません。本書で紹介した「協同実践」（p.40）の発想からすれば，PBL を用いた課題探究もエンドレスであるはずです。一旦，学習成果が得られたとしても，そこから，さらに新たな学習項目を抽出して，PBL の活動を継続できることを，学生には伝えたいと思います。この活動こそ，協同実践力を高める絶好の機会になると考えています。

　なお，協同学習の視点から PBL の基本的流れを見ると，協同学習の基本構造「課題明示・個人思考・集団思考」の連続であると，容易に理解できると思います。そして，本研修を受けてきた皆さんは，協同学習の基本構造にそって学ぶために，一定程度の訓練が必要であることは，十分に認識できていると思います。

であれば，LTD授業モデルの基礎段階をしっかりと学んだあとに，PBLを実践すれば，学習成果は高まると期待できます。

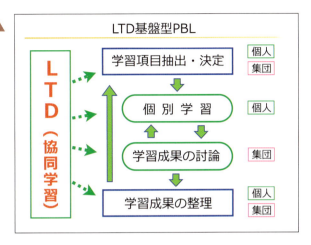

スライド9-11

そこで，PBLの手順を踏む際に，常に協同学習の考え方や技法，さらにはLTDを活用できるように，事前に訓練することを考えました。すなわちLTD授業モデルの基礎段階を前提に，応用段階としてPBLを実践するという方法です(スライド9-11)。

スライド9-12

実践例： LTD基盤型PBL
- 対象： 歯学部1年生
- 時期： 2016年、後期、週1回 13:00〜17:30
- 構成： 1G 4(5)人, 18G
- 課題： 4課題
- テューター： 1名が1Gを担当

その実践例がこちら(スライド9-12)です。これは歯学部での実践です(長田, 2019)。この実践，PBL自体はこれまでとまったく同じです。ただし，学生は前期に，LTD授業モデルの基礎段階と類似した内容でLTDを学んでいます。それを前提として後期にPBLを導入しています。

IX　LTD授業モデル

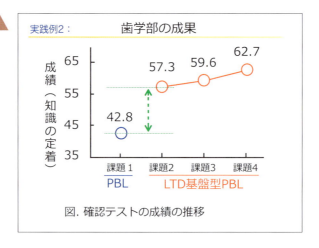

スライド 9-13

図．確認テストの成績の推移

　後期におこなったPBL 4課題の成績（知識の定着）を示したのが，これ（スライド9-13）です。PBLの第1課題はいままでと同じ方法でおこないました。つまり，前期に学んだ協同学習やLTDには言及せず，それらを意識させずに実施しました。それに対して課題2以降は，PBLの各段階でLTDを積極的に活用し，個人学習でも集団学習でもLTDを意識しながら学習を進めるように促しました。その結果，LTDを意識させた場合，大きな学習成果が得られています。この結果より，PBLを実践する前に，協同学習に基づくLTDを習得し，それを意図的に使うように指示すると，PBLの成績が伸びることが明らかになっています。ここでは態度的な側面の検討はなされていませんが，当然，大きな効果があったと期待できます。この成果は，医学教育や看護教育を中心とした高等教育において広く使われているPBLの見直しにつながる成果と考えています。

　「PBLの実践を理解する」RR（個人30秒，集団4分，4番から）：机間巡視

X 全体の振り返り

第8講(2日目) 15:00〜16:30(90分)

1 研修全体の振り返り

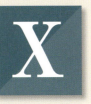

スライド 10-1

見通し： 研修内容・2日目

VI. 挨拶・授業通信
VII. LTD話し合い学習法　◀ 休憩
　　　　　　　　　　　　◀ 昼休み
VIII. 分割型LTDの体験
　　　　　　　　　　　　◀ 休憩
IX. LTD授業モデル
☞ X. 全体の振り返り

さて，以上で本研修で予定していた内容がすべて終わりました。
　では，今日の内容を中心に，昨日と今日の2日間の内容を振り返ることにします。

スライド 10-2

確認・質問タイム

▫ 全体を通して確認したいこと
　　　　　　　　質問したいこと
▫ 個人　**2分**
　① 資料を振り返る

▫ 集団　**10分　RR**
　② 1人1項目ずつ確認する
　③ 話し合って理解を深める

▫ 全体

方法は昨日と同じです。手元にあるスライド資料をサッ，サッ，サッとめく

り「わかる」「わからない」の判断をしてください。少しでも気になったところにチェックをして，最後までいきます。そして，もう一度，チェックしたスライドの内容を検討して，確認したいこと，質問したいことを準備してください。そのあと集団で10分間の質疑応答をします。
　まずは個人で資料全体のチェックをお願いします。

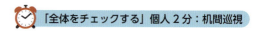

　それではグループで質疑応答を10分間でお願いします。3番さんから口火を切ってください。

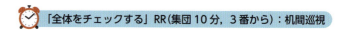

　はい，時間です。
　質問はありますか。時間が押していますので，2つほどに絞らせてください。

＊　＊　＊

　ありがとうございました。まだ，たくさんの質問が残っているようです。このあと，しばらく会場に残ることができますので，質問されたい方は，お残りください。なお，この研修を受講していただいた皆さんからは，メールでの質問を受けつけます。この研修を受けたことを明記したうえで，お送りください。優先的に対応します。
　また，よろしければ，この研修に参加しての感想などをお送りいただければと思います。今日は授業記録紙を書いてもらう時間がとれませんでした。ぜひともご意見や感想をお聞かせください。よろしくお願いします。

2 仲間への感謝

第8講
16:15
〜
16:30
(15分)

スライド10-3

```
仲間への感謝
─────────────
□ 共に学べた仲間に感謝する

□ 集団  10分
  ① 1人ずつ、具体的な内容を
    伝えて、感謝の気持ちを伝える
  ② 互いに励ましの言葉をかけ合う
```

　では最後に，この2日間，一緒に学んでくれた仲間に心から感謝の気持ちを表したいと思います。やり方です。1人のメンバーが，グループのほかのメンバー1人ひとりに対して，具体的な出来事をあげながら，感謝の気持ちを伝えます。たとえば1番さんからスタートするとしたら，1番さんが2番さんに対して具体的な出来事をあげて感謝の気持ちを表します。「○○さんは，私が困っているときにわかりやすく説明してくれて，とても助かりました。ありがとうございました」といった具合です。どんな小さなことでも構いませんので，具体的な出来事を一言述べて，お礼を言います。2番さんが終わったら3番さんに対して，3番さんが終わったら4番さんに対して，同じようにお礼を述べてください。

　1番さんが全員の仲間に対するお礼が終わったら，次は2番さんが同様に仲間全員に対してお礼を伝えます。3番さん，4番さん，5番さんも同様に感謝の気持ちを表します。このやり方，よろしいでしょうか。時間が余ったら，この研修について意見交換をしてください。

　それでは，早速始めましょうか。グループ全員で10分とします。では5番さんまたは4番さんから反時計回りでお願いします。

「仲間への感謝」RR（集団10分4番または5番から逆回り）：机間巡視[1]

　はい，ありがとうございました。皆さん，本当にいい顔をされていました。

1　机間巡視の方法
　机間巡視をしながら，参加者1人ひとりの表情とグループの雰囲気をしっかりと観察します。感じたことを，全体にフィードバックをします。

X 全体の振り返り

これで予定していたすべての研修が終わりました。
機会があったら，また一緒に学びましょう。2日間，ありがとうございました。

> 2日間の研修，終了 16:30

スライド10-4

```
ありがとうございました

共に学べたこと
心より感謝いたします
また一緒に学びましょう

                    安 永  悟

連絡先：yasunaga_satoru@kurume-u.ac.jp
住　所：〒839-8502 久留米市御井町1635
        久留米大学文学部心理学科
```

エピローグ

　感謝の気持ちを込めて，深く，そしてゆっくり一礼します。会場に拍手が起こります。拍手をいただくことは大変名誉なことで嬉しくなります。同時に，気恥ずかしさも感じます。

　拍手が鳴り止むと，参加者同士の挨拶が，あちらこちらで始まります。帰り支度をしながらも，会話が途切れることはありません。その場で話し込まれている方もいます。会場のあちらこちらで会話が弾んでいます。和やかな雰囲気が醸し出されています。皆さん，充実した笑顔です。

　帰りの時間が迫っている人は，名残惜しそうに，それこそ「後ろ髪を引かれる」思いをにじませながら会場をあとにされています。

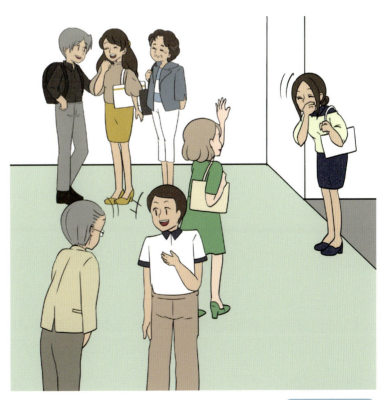

研修終了後の様子

エピローグ

　多くの方が，帰り際に「研修に参加できてよかった」「新しい仲間ができました」「ありがとうございました」と，感謝の気持ちを伝えてくれています。

　何名かの方が質問に来られます。時間が許す限り，丁寧に対応します。

　研修会が成功したか否かは，研修終了後の雰囲気によって，大体推測できます。研修が終わったあとも，その会場内で参加者の皆さんの交流が続くほど，研修会は成功したといえます。これは授業でも同じです。

＊　　＊　　＊

　皆さんが退出されたあと，会場に静寂が訪れます。静寂が余韻を際立たせ，心地よい疲れが幸せに変わります。研修に参加していただいた皆さん1人ひとりに，感謝の気持ちがわいてきます。

　最後に，研修会の準備と運営にあたってもらったスタッフ1人ひとりにお礼を述べ，会場をあとにします。

あとがき

1　LTD授業モデルの誕生

　私がLTDに出会ったのが1994年の秋でした。LTDの有効性を直感した私は，その翌年1995年の春，初年次教育科目「教養演習」にLTDを導入しました。受講生は8名でした。LTD過程プランを要約した簡単な資料を手がかりに1コマ90分程度の説明で，早速，予習をお願いし，翌週，LTDミーティングをおこないました。この初めての実践で，私は鳥肌が立つほど強い衝撃を受けました。学生たちが真剣に取り組み，60分もの間，対話が途切れることなく展開しました。また対話の内容も深く，予想以上の効果に，すっかりLTDの虜になりました。それ以来，LTDを研究対象に加え，いまだに理論と実践の両面から検討を続けています。

　当時の導入法をいま考えるとかなり乱暴でした。それまでグループ学習を実践したこともありませんでしたし，協同学習にも出会っていませんでした。ただ，幼児を対象とした社会的相互作用が認知発達に及ぼす研究に興味を覚え，関連する文献を読んだり，園児を対象とした基礎実験をしていました。そんな私がレイボーら(1996)のテキストに紹介されていた方法を簡単なレジュメにまとめ，1コマで学生に説明しました。当然ながら，傾聴やミラーリングをはじめとした，本書で紹介した話し合いや協同学習の基本的な技法はまったく指導できていませんでした。また，協同学習の理論は知りませんでしたし，「協同の精神」についての発想もありませんでした。ただただLTD過程プランの手続きだけを伝えたという，いま思えばお粗末な導入法でした。それでも一定の効果をあげることができたのは，学生に恵まれたのだと思います。当時の実践に関して詳しく知りたい方は文献をご覧ください(安永，1995，1999)。

　その後，初年次教育科目である「教養演習」を主な実践研究の場としてLTDの導入法を中心に繰り返し検討しました。何年も繰り返すなかでLTDの導入法に一定の形が見えてきました。

　同時に，時代が進むにつれて対象となる学生の質も変化しました。学生の変化に応じて，LTDのみならず，LTDの実践を支える学び合いの基本的なスキルや技法の訓練も必要であることに気づかされました。さらには技法のみならず，その技法を支える考え方，すなわち協同学習の基本的な考え方の重要性に気づき，授業に導入することにしました。このようにして，まったくグループ

あとがき

学習の経験がない学生を対象にLTDを導入するという授業実践を繰り返すなかで，本研修で紹介したLTD授業モデルを構築することができました。

むろん，LTD授業モデルの構築は私1人で成し遂げられたものではなく，多くの研究仲間との協同作業の結果です。特に，私の研究室出身で，分割型LTDの発案者である須藤文先生（久留米大学非常勤講師）の功績は高く評価できます。現在も研究仲間として協同学習やLTDの理論的・実践的研究に共に取り組んでいます。研究仲間や同僚と展開する協同実践の重要性を実感しています。

2 紙上研修会の評価

LTD授業モデルを中心とした研修会を数多く実践するなかで，紙上研修会という本書の企画を思いつきました。

本書で紹介した紙上研修会の目的として「LTD授業モデルに基づく活動性の高い授業を実践できる」と「協同実践力を養う」の2つをあげました。また講師である私のねがいとして「自他の変化成長を実感できる授業づくりを仲間と楽しむ」を掲げました。これらの目的やねがいが，今回の紙上研修会という初めての試みでどれだけ達成できたか，本研修会に参加していただいた読者の皆さまの「声」をぜひともお聞かせ願えればと思います。お目にかかれることがあれば直接でも構いませんし，メールでも構いません（アドレス：yasunaga_satoru@kurume-u.ac.jp）。皆さんからいただいた「声」は，紙上研修会の振り返りや，今後の研修会や授業の改善に活用させていただきます。

最初の目的「LTD授業モデルに基づく活動性の高い授業を実践できる」がどれほど達成できたか，現時点では評価のしようがありません。本研修に参加された皆さんの実際の授業を見て初めて評価を下すことができます。しかしながら，紙上研修会を通して，活動性の高い授業のイメージはかなり明確になってきたのではないでしょうか。同時に，本研修と自分の授業とを関連づけることにより，具体的な改善策が思い浮かんだのではないでしょうか。そして「やれそうだ」という効力感を高めることはできたのではないでしょうか。この効力感を大切にして，ぜひともLTD授業モデルを手がかりに活動性の高い授業づくりに挑戦してもらいたいものです。

2つ目の目的「協同実践力を養う」がどれだけ達成できたかを評価するには，2つの側面を検討する必要があります。協同実践を構成する協同の精神と科学的探究の二面についてです。

協同の精神に関しては，本研修のなかで繰り返し言及し，協同学習の技法を体験してもらうなかで，その意味と意義を認識していただけたものと判断しています。今回の体験をベースに，これからの授業づくりにおいても，仲間との協同作業を通して，協同の精神の価値を実感し続けてください。

一方，科学的探究に関して，本研修では直接取り上げることができていません。「問題発見」から始まり「仮説生成・修正」「計画」とつながる一連のサイクル

を理解し，実践できるようになるためには少々時間がかかります。常に科学的探究を意識して日々の授業づくりに取り組むなかで獲得されるものです。これも1人では困難な作業です。ぜひとも同僚の仲間と協力して，科学的探究のプロセスを意識しながら授業づくりに取り組んでください。そのなかで科学的な探究力が徐々に獲得されます。この点に関しては「コラム3-1：トヨタの『カイゼン』」も参考にしてください(p.42)。

そこに，科学的探究を得意とする研究者が参画できれば理想的です。教育に関していえば実践研究や授業づくりに志向した研究者も増えてきました。機会を見つけて，そのような研究者と連絡を取ってみてください。研究者との協同は大きな成果が期待できます。

3 これからの挑戦：LTD 基盤型 PBL の試み

紙上研修会の最後に「LTD基盤型PBL」の授業実践を紹介しました。このPBL（問題基盤型学習）にLTDの観点から興味関心を強く意識するようになったのが，1997年，久留米大学の看護学科で開催された日本看護研究学会でのミニシンポジウムでした。テーマは「学生の主体性と創造性を養う教育技法」でした。そのシンポジウムでコメンテーターを務めた私の主張の1つは「PBL自体はよく考えられた学習方略である。しかし，その本来の効果を引き出すためには，効果的なPBLを実践するために必要とされる学び方を事前に訓練しておく必要がある。そのために有効なのがLTDである」ということでした。ただし，その頃は私自身LTDを授業で使い始めて間もなかったため，十分な構想があっての発言ではなく，LTDの可能性を信じての発言でした。また，看護教育の世界ではLTDはもちろん，協同学習もまったく知られていませんでしたので，そのときは，なんの反響もありませんでした。

それ以後，LTDとPBLを接続し，LTDに基づくPBLの有効性を実証的に検討したいという強い思いがありました。その思いに少しでも近づくために，2009年，教育心理学会でPBLのシンポジウムを開催しました。テーマは「大学教育におけるグループ学習の理論的・実践的検討2：Problem Based Learningを中心に」でした。ここでは看護領域におけるPBLの実践を取り上げ，協同学習の観点から，実践方法や学習成果について検討を加えました。

しかしながら，実践の機会に恵まれず，構想のまま，随分と時間が経ちました。そして漸く転機が訪れたのが，2016年9月1日に開催された久留米大学医学科の先生方を対象としたFD研修会でした。

久留米大学医学科は，日本におけるPBLの聖地の1つでした。医学教育にPBLを取り入れたのが1970年代のことでした。久留米大学における医学教育の草分け的な存在であった吉田一郎先生が中心となって，積極的にPBLを導入・展開し，一定の成果をあげていました。その成果は『実践PBLチュートリアルガイド』として南山堂から出版されています(吉田・大西，2004)。

その医学科から研修の依頼がありました。依頼内容は協同学習による授業改

あとがき

善でした。医学科がPBLを実践していることは知っていましたし，PBL授業の質向上も研修のねらいの1つであることを理解していました。そこで，LTDの有効性を高く評価してもらい，PBLの実践にLTDを取り入れていた日本歯科大学の長田敬五先生にも協力していただき，1日研修を実施しました。

この研修がきっかけとなり，翌年2017年の前期からLTD授業モデルに基づくPBLの授業づくりに参画することになりました。LTDを基盤としたPBLの有効性を確信してから20年という長い年月が経ちましたが，いま漸く，その有効性を実証的に検討できる機会を得ることができました。

この久留米大学医学科での取り組みは，1年次生の必修科目である「協同学習」のなかで展開しています。この科目は一昨年までは「PBLテュートリアル」という科目名で長らく開講されていました。それを昨年度から「協同学習」と変更しました。「協同学習」を正式な科目名にした授業は，私の知る限り，これが初めてではないかと思います。それだけ協同学習に対する医学科の期待の大きさを感じることができます。

この科目「協同学習」は大きな科目です。前期13週間，1週に1回，連続5校時250分の授業（50分授業×5）です。LTD授業モデルの基礎段階を，4月の入学オリエンテーションから導入・展開し，連休までに基礎段階を一通り終え，連休明けから応用段階としてのPBLを実践するという構成です。今年で3年目になります。今回は，過去2年間の経験を活かして，基礎段階と応用段階の内容を大幅に見直しました。特にこれまでも懸案であった基礎段階と応用段階との接続方法について一定の目処が立ちました。また，具体的な展開方法に関して，医学科の中村桂一郎先生や小松誠和先生，原 樹先生をはじめとする関係する先生方と真剣な議論が続いています。

この医学科の先生方との授業づくりを大いに楽しんでいます。授業づくりに参画されている先生方は全員，私の研修を受けています。1日研修であったり，2時間程度の研修であったり，さらには私の実践を参観してもらい，LTD授業モデルについての考え方と技法を共有していただいています。そういう先生方と，日々の実践を手がかりに議論を重ねて共につくる授業，実に楽しい活動です。同時に，今後の展開がとても楽しみです。近い将来，その成果を皆さんにご報告することをお約束したいと思います。

読者の皆さんも，協同学習やLTDを基盤とした授業づくりを同僚の仲間と試みられることをお勧めします。

最後まで，おつき合いいただき，ありがとうございました。

引用文献

Bandura, A.(1997). Self-efficacy：The Exercise of Control. NY：W. H. Freeman and Company.
中央教育審議会(2012). 新たな未来を築くための大学教育の質的転換に向けて―生涯学び続け，主体的に考える力を育成する大学へ―(答申).
大東市教育委員会(2019). だいとう教育ビジョン2019：教員の確かな関わりによる「学び合う」学校園づくり.
藤田文(2007). LTD話し合い学習法におけるグルーピングの効果. 協同と教育, 3, 22-32.
Feldman Barrett, L., & Russell, J. A.(1998). Independence and bipolarity in the structure of current affect. *Journal of Personality and Social Psychology*, **74**, 967-984.
石丸文敏(2019). 特別支援教育におけるアクティブラーニング. 石橋裕子・林幸範(編著)「特別支援教育」, ミネルヴァ書房, 34-45.
ジョンソン，D. W.・ジョンソン，R. T.・スミス，K. A.(2001). 学生参加型の大学授業：協同学習への実践ガイド. 関田一彦(監訳)玉川大学出版部.
Kagan, S.(1994). *Cooperative Learning. Resources for Teachers*, Inc, California
梶田叡一(1994). 教育における評価の理論Ⅱ：学校学習とブルーム理論. 金子書房.
増井沙奈江・安永悟(2016). 協同認識尺度の開発. 日本協同教育学会第13回大会要旨集, 110-111.
溝上慎一(2014). アクティブラーニングと教授学習パラダイムの転換. 東信堂.
溝上慎一・成田秀夫(2016). アクティブラーニングとしてのPBLと探究的な学習. 東信堂.
文部科学省(2018). 高等学校学習指導要領解説　総合的な探究の時間編.
長濱文与・安永悟・関田一彦・甲原定房(2009). 協同作業認識尺度の開発. 教育心理学研究, **57**, 24-37.
西嶋尚彦(2015). 大きな力を出す.「国語 四上　かがやき」光村図書, 36-37.
太田啓介・金澤知之進・力丸由起子・平嶋伸悟・安永悟・神代龍吉・中村桂一郎(2017). 医学部組織学実習へのLTD基盤型授業を意識した協同学習の導入とその効果. 第49回日本医学教育学予稿集, 13.
OJTソリューションズ(2017). トヨタの現場力：生産性を上げる組織マネジメント. KADOKAWA
長田敬五(2019). 新しい学習方略LBP(LTD based PBL)―実践と効果―. 協同と教育, **14**, 117-129.
レイボー，J.・チャーネス，M. A.・キッパーマン，J.・ベイシル，S. R.(1996). 討論で学習を深めるには―LTD話し合い学習法―. 丸野俊一・安永悟(共訳), ナカニシヤ出版.
齋藤孝(2002). 三色ボールペンで読む日本語. 角川文庫.
関田一彦・安永悟(2005). 協同学習の定義と関連用語の整理. 協同と教育, **1**, 10-17.
鹿内信善(2016). 看図アプローチが導く主体的学び. 主体的学び, **4**, 3-17.
シェーファー，J.・カーリンズ，M.(2015). 元FBI調査官が教える「心を支配する」方法. 栗木さつき(訳), 大和書房.
須藤文・安永悟(2010a). 話し合いを意図した「予習」が道徳学習におよぼす効果：LTD話し合い学習法に基づく授業実践. 協同と教育, **6**, 34-43.
須藤文・安永悟(2010b). PISA型読解力を育成するLTD話し合い学習法の実践：小学校5年生国語科への適用. 日本協同教育学会第6回大会報告, 実践報告. 協同と教育, **6**, 122-224.
須藤文・安永悟(2011). 読解リテラシーを育成するLTD話し合い学習法の実践：小学校5年生国語科への適用. 教育心理学研究, **59**, 4, 474-487.
須藤文・安永悟(2014). LTD話し合い学習法を活用した授業づくり：看護学生を対象とした言語技術教育. 初年次教育学会誌, **6**(1), 78-85.
須藤文・安永悟(2019). グループを活用した授業評価尺度の構成：感情の変化にも着目して, 初年次教育学会第12回大会論文集, 72-73.
杉江修治(1999). バズ学習の研究―協同原理に基づく学習指導の理論と実践―. 風間書房.
ウッズ，D. R.(2001). PBL(Problem based Learning)判断能力を高める主体的学習. 新道幸恵(訳), 医学書院.
安永悟(1995). LTD話し合い学習法の導入：参加者の評価と指導上の注意点. 久留米大学文

引用文献

　　学部紀要（人間科学科編），**7・8**，49-69．
安永悟（1998）．学習の成立過程は「模倣」か「創造」か．丸野俊一（編著）「心理学のなかの論争（1）認知心理学における論争」ナカニシヤ出版，101-120．
安永悟（1999）．LTD話し合い学習法の大学教育への適用．久留米大学文学部紀要（人間科学科編），**15**，45-75．
安永悟（2006）．実践・LTD話し合い学習法．ナカニシヤ出版．
安永悟（2012）．活動性を高める授業づくり：協同学習のすすめ．医学書院．
安永悟（2013）．協同による活動性の高い授業づくり．日本学校心理士会年報，**6**，47-57．
安永悟（2017a）．協同学習でめざす教育の本質：協同実践を中心に．久留米大学教職課程年報，創刊号，23-32．
Yasunaga, Satoru (2017b). Class Design Based on High Student Engagement Through Cooperation: Toward Classes that Bring About Profound Development. In Kayo Matsushita (Ed.). "Deep Active Learning: Toward Greater Depth in University Education. pp.111-136. Singapore: Springer.
安永悟（2018）．主体的・対話的で深い学びによる高大接続：LTD基盤型授業モデルの提案．初年次教育学会（編）「進化する初年次教育」，世界思想社，114-125．
安永悟（2019）．協同による高等教育の活性化：LTDに基づく授業づくりを中心に．日本協同教育学会（編）「日本の協同学習」，ナカニシヤ出版，71-100．
安永悟・清水順子（1988）．子ども同士の相互作用による認知操作の変化：進行モデルによる分析を中心に．久留米大学論叢，**36**，285-294．
安永悟・清水順子（1989）．幼児における相互作用過程の質的差異と認知発達の関係．久留米大学論叢，**38**，1-13．
安永悟・須藤文（2014）．LTD話し合い学習法．ナカニシヤ出版．
安永悟・須藤文・松永有希子・徳田智代（2014）．LTDを基盤とした対話中心授業モデルの検討：批判的思考の育成を手がかりとして．初年次教育学会第7回大会発表論文集，98-99．
吉田一郎・大西弘高（2004）．実践PBLテュートリアルガイド．南山堂．

資料 1-1　研修計画：日程と内容

日程	研修の内容と展開	コラム
1日目		
1講（1限目）	Ⅰ．研修への導入 　1．挨拶 　2．研修の目的 　3．LTD授業モデルの紹介 　4．研修の内容と構成 Ⅱ．学びの場づくり 　1．グループ編成 　2．環境整備・座席配置 　3．仲間づくり	1-1：参加者数 1-2：学びの見通し 2-1：社会認知的葛藤
（休憩）		
2講（2限目）	4．学び合いの基礎基本 Ⅲ．教育の目的と方法 　1．求められる人材 　2．協同実践 　3．これからの教育	2-2：心のノート 2-3：ミラーリングの応用 3-1：トヨタの「カイゼン」 3-2：総合的な探究の時間 3-3：久留米大学医学科の教育目標 3-4：アクティブラーニングの定義
（昼休み）		
3講（3限目）	Ⅳ．協同学習の考え方 　1．協同の学習観 　2．協同学習の定義と効果 　3．協同の精神	4-1：質問への対応 4-2：「きょうどう」の漢字 4-3：社会的スキル訓練（SST） 4-4：協同の認識
（休憩）		
4講（4限目）	4．協同学習の基本要素 Ⅴ．1日目の振り返り 　1．1日目の内容確認 　2．授業記録紙	4-5：ケーガンの基本要素 5-1：授業記録紙の質問項目
2日目		
5講（1限目）	Ⅵ．導入・授業通信 　1．挨拶 　2．手挙げの終了 　3．研修目的と内容 　4．授業通信	6-1：授業通信の作成 6-2：不在者への配慮 6-3：対話中心授業
（休憩）		
6講（2限目）	Ⅶ．LTD話し合い学習法 　1．LTDの基本事項 　2．LTD過程プラン 　3．ジグソーで学ぶLTD	7-1：LTDを支える理論
（昼休み）		
7講（3限目）	Ⅷ．分割型LTDの体験 　1．分割型LTDの特徴 　2．LTDの体験的理解	8-1：LTDミーティング中の留意点
（休憩）		
8講（4限目）	Ⅸ．LTD授業モデル 　1．LTD授業モデルの特徴 　2．実践・LTDによる文章作成 　3．実践・LTD基盤型PBL Ⅹ．全体の振り返り 　1．研修全体の振り返り 　2．仲間への感謝	9-1：PBLの基本的な流れ

1日の研修時間
1限目　09：00〜10：30
2限目　10：45〜12：15　　1コマ　90分
3限目　13：15〜14：45　　休憩　15分
4限目　15：00〜16：30　　昼休み　60分

資料

資料 4-1 協同学習の基本要素

ジョンソンの5要素

　協同学習の世界的な権威であるジョンソン兄弟は，協同学習の基本要素として次の5つの要素をあげています。これらの基本要素が満たされている，もしくは満たされつつある小グループによる学習活動は協同学習と呼べます。逆に，これらの項目のいくつかが考慮されていないグループ活動は協同学習とはいえません。

❶ 肯定的相互依存

　グループの学習目標を達成するために，メンバー全員が基本的な信頼関係に基づき各自の力を最大限に発揮し，仲間同士が切磋琢磨し合う関係を，肯定的な相互依存といいます。グループの仲間1人ひとりが，お互いの変化成長を願い，学習目標を達成するために協力し，互いに高め合うという姿勢が大切になります。目標を達成するために相互に依存するという意味で肯定的です。同じ相互依存でも，グループ学習の最大の障害となり，目標達成を困難にする「ただ乗り（社会的手抜き）」は否定的な相互依存です。

❷ 個人の2つの責任

　協同学習では，グループの仲間1人ひとりに2つの責任が求められています。1つは，自分の学びについての責任であり，もう1つは仲間1人ひとりの学びに対する責任です。自分の学びに対して自分に責任があるということは当然でしょう。ところが協同学習では，仲間やグループ全体の学びに対しても，自分に責任があると考えます。理解できていない仲間がいれば，自分のサポートが足りなかったからだと考えます。授業中に居眠りをしている仲間を起こして，一緒に学ぶことは仲間の学びをサポートすることにつながります。

❸ 積極的相互交流

　互いに学び合う望ましい関係があっても，仲間同士が積極的に交流しなければグループによる学習効果は得られません。協同学習では，互いの理解を深めるために，仲間同士が積極的に交流し，学び合い，教え合うこと，仲間の働きかけや努力を認め合い，励まし合うことが期待されています。大学で学び，希望をかなえるには，すなわち大学で成功するには仲間との交流が大きな意味をもちます。仲間と交流する場所や交流のスタイルは多様です。そのなかでも，授業における学び合いを中心とした仲間との対面による相互交流こそ，大学での成功をもたらす最も効果的な交流といえます。

❹ 社会的スキルの促進

　協同学習では，グループやペアで仲間と交流しながら学びを深めていきます。しかし，経験が少ないと，グループやペアでどのように学び合えばよいのか，学び合いの場で取るべき具体的な行為がわからない学生もいます。そのような学生に対しては，学び合いに必要とされる対人関係の取り方や活動の方法（スキル）を具体的に教え，実行を促します。そして少しでもできたら褒めて，さらなる実行を促します。学び合いに必要な態度やスキルを指導することは教師の大切な役割です。

❺ グループ改善手続き

　何事も振り返りが必要です。協同学習も同様です。仲間のどの行為が役に立ち，どの行為が役に立たなかったか，どの行為を続け，どの行為を変えるべきかを，全員で検討します。振り返りは，よりよいグループ活動を共につくることが目的です。決してグループの仲間を区別したり，批判したりすることが目的ではありません。この点は学生にしっかり伝える必要があります。また，望ましい振り返りと望ましくない振り返りを峻別しながら，振り返りの本来の目的と効果的な方法を伝えます。

以上

資料 5-1　授業記録紙

名前：＿＿＿＿＿＿＿＿＿＿＿＿＿＿　　学籍番号＿＿＿＿＿＿＿＿＿＿　　2019 年 5 月 1 日

1. 今日の授業を振り返って，以下の問いに答えてください。最も当てはまる数字を次の尺度から 1 つ選び，（　　）に記入してください。

    まったく　　1　　2　　3　　4　　5　　とても

    1. （　　）教師の説明や指示はどれほど明確でしたか。
    2. （　　）あなたは，授業内容にどれほど興味・関心がもてましたか。
    3. （　　）あなたは，授業内容をどれほど理解できましたか。
    4. （　　）グループの仲間は，話し合いにどれほど参加できましたか。
    5. （　　）グループの仲間は，話し合いにどれほど貢献できましたか。
    6. （　　）あなたは，グループの仲間とどれほど親しくなれましたか。
    7. （　　）あなたは，このグループでの活動が好きですか。
    8. （　　）あなたは，このグループでまた話し合いをしたいですか。

2. 今日の授業に参加して，いまのあなたは以下の感情をどれほど強く感じますか。最も当てはまる数字を次の尺度から 1 つ選び，（　　）に記入してください。

    まったく感じない　　1　　2　　3　　4　　5　　とても強く感じる

    1. （　　）熱心な　　　　　　　11. （　　）取り乱した
    2. （　　）落ち着いた　　　　　12. （　　）気だるい
    3. （　　）ストレスのある　　　13. （　　）誇らしい
    4. （　　）がっかりした　　　　14. （　　）満たされた
    5. （　　）活発な　　　　　　　15. （　　）緊張した
    6. （　　）穏やかな　　　　　　16. （　　）たいくつな
    7. （　　）恥ずかしい　　　　　17. （　　）満足した
    8. （　　）憂うつな　　　　　　18. （　　）いらいらした
    9. （　　）うれしい　　　　　　19. （　　）わくわくした
    10. （　　）くつろいだ　　　　　20. （　　）悲しい

問 1 はグループを活用した授業評価の項目（須藤・安永，2019）であり，問 2 は感情を測定する項目（Feldman Barrett & Russell, 1998）である。

資料

3. 今日の授業に関する意見，感想，質問などを自由に書いてください。

資料 6-1 授業通信（1号）

めんきょ更新講習

編集者：安永　悟　　2018年8月2日　授業通信　第1号

初日 8/1（水）の内容

　講義科目を担当する際，活動性の高い授業を演出する1つのツールとして「授業通信」を発行しています。今回の研修でも授業通信を発行し，参加している皆さんの交流を深めたいと思います。

　授業通信の書式は，いま読んでいる1段組の部分で，前時の授業内容を簡単に要約し，必要に応じてキーワードをつけています。今回は，昨日実施した4コマの講習が対象になります。集中講義のために内容が多く，講習内容の要約は割愛しています。一方，2段組の部分では，昨日の授業記録紙に書かれた意見・感想・質問を取り上げ，講師のコメントを書いています。皆さんの意見・感想・質問は両括弧付きの数字で表しています。それに対する講師のコメントは「☞」印で示しています。また，取り上げた内容を手がかりに，カテゴリー化して，見出しをつけています。

　　キーワード：環境づくり，基本技法，教育目的，教育方法，協同学習，アクティブラーニング

（注）本「授業通信」の内容は，2018年8月1日から3日までの3日間におこなった「教員免許更新講習」で実際に発行した「授業通信」を一部編集したものです。第1号ですので，初日の講習に対する振り返りとなっています。参加者は小学校から高校までの先生方でしたので，学生ではなく児童・生徒を意識した記述になっていることに留意してください。講習内容は本書の紙上研修会の1日目と基本的には同じでした。
　なお，授業通信に関しては**コラム 6-1**も参照してください（p.78）。

1. 教育の目的

(1) 現場で活躍できる人材とはどういう人材なのか，という意見がグループで出ました。

☞ 「現場で活躍できる人材」の一側面を科学的な探究ができる人，根源を問い続けられる人と捉えました。これはあくまでも私個人の考えです。この考えを皆さんに理解してもらいたいと思いますが，強制しようとは思っていません。

☞ 私の考えはあくまでも1つのアイディアであって，現場で活躍できる人材とは，本当はどういう人なのかを，自分自身で問い続けることが大切です。真剣に問い続けていると，仲間に自分の考えを話したくなりますし，仲間の意見も聴きたくなります。これこそ，人間が本来もつ自然な学びの姿だと考えています。

(2) 「科学的探究」とは？「根源を問い続ける」とはいつまでか。

☞ いつまで「問い続けるのか」という問いがありました。それに対する1つの答えは「死ぬまで」です。死ぬまで問い続けても得心する答えは見つからないと思います。でも問い続けることが大切なのは，答えそのものが大切なのではなく，問い続ける過程に意味があるからです。問い続けることこそ「生きる」ことです。何事にも疑問を感じず，何事も「問わない人」などいないと思います。生きている限り，人は問い続ける存在だと思います。

(3) 物事や生きていくことには，目標や目的がある。学習指導要領も目標であり，その人材を育成するための目的が書かれていると思う。それぞれの場面で，それぞれの目標や目的があり，なぜ協同学習が必要なのか，協同学習をする目的やアクティブラーニングを用いる目的，目標がある。この目標・目的を，私たちがしっかりと理解していないと，進むべき道の見えない学習方法でしかないのだと感じた。

☞ 他者から提示された目的や目標をまずは受容します。そのうえで目的・目標を繰り返し吟味することでより深い理解に達します。それに応じて，より望ましい教育や学習の方法が現れてきます。

資料

2. 協同の学習観

(1) この学習はわずかな時間でもボーッとしていたり，ほかのことに気を取られたりすると成立しません。一言も聞き漏らさないようにするために，気を抜かず自ら学ぼうとする必要に迫られます。けれど，学習の先に仲間との共通の目標があり，さらに自ら心地よく感じられる喜びや達成感があれば，全身で向かっていけるのではないかと思います。

☞ 深い理解，ありがとうございます。その通りです。今日紹介する「協同の学習観」そのものです。だからこそ「予習」が楽しくなり，真剣味が増します。十分に予習ができておれば，仲間との交流は活発になり，より大きな喜びを感じるという好ましい循環ができます。この循環の素晴らしさを実感できた生徒は，主体的かつ能動的に学び始めます。

3. 「いま，ここを生きる」

(1) 「いま，ここを生きる」という言葉もとても心に残っていて，（中略）過去にとらわれたり，未来を心配して何だかもやもやしていたものも少し晴れました。

☞ 而今（にこん）という言葉があります。「過去は消え，未来はなく，あるのはこの一瞬のみである」という考え方です。この考え方を敷衍して人生を考えると「いま・ここ」を精一杯生きることの素晴らしさが見えてきます。

☞ そこに，共に生きる仲間がいると人生はこのうえなく豊かなものになり，仲間のありがたさをつくづく感じます。ここに協同の原点を見る思いがします。仲間って本当によいものですね。

4. 課題明示

(1) 教室に入り，座席が指定され，グループが決められていたことがわかると，とても緊張した。初対面の人とお話することも「何から話せば」と悩むが，今日は明確に指示が出されて，その悩みもすぐになくなった。今日の講義を受け，明確な指示とルールを事前に話すことの大切さがわかった。

☞ 体験して初めてわかることを大切にしたいと思います。その体験から紡ぎ出された「経験」を，次からの教育活動に活かしていただければと思います。

5. 傾聴とミラーリング

(1) 今日の講習のはじめに，学びの場づくり，傾聴とミラーリングを実際に体験しましたが，やはり聞いてもらっている安心感はとても嬉しいなと実感しました。この繰り返しが子どもたちの「伝えたい」や「学びたい」につながっていくのだろうなと感じました。難しい言葉では表現できませんが，今日1日あっという間だったという感覚や参加している実感，聞いてもらっている安心感など，私が感じたことを生徒が私の授業で感じてもらえればなと思いました。

☞ 基礎基本の大切さ，その効力の大きさをつくづく感じます。

(2) 傾聴について，学級で子どもたちにやらせていたつもりですが，本当に「やらせていた」だけで，もっと伝えるべき内容があったことを知りました。効力感の獲得は，学力向上にも有効であると思います。態度として，忙しく，子どもと「いま・ここ」を生きることができていなかったと反省させられました。

☞ 傾聴がもつ力の大きさを知れば知るほど，驚嘆するばかりです。その本質を垣間見るにつけ，その魅力に心惹かれます。

☞ 傾聴とは「いま・ここを共に生きる」ことであると気づいたとき，傾聴のもつ本来の意味に触れた気がしました。

6. 思考の外化

(1) 「学んだことを外化する」という点も私には大きな気づきになりました。一方的な知識の詰め込みではなく，今日の私のように「わかったつもり」を本当の「わかった‼」にするためには，自分の言葉にして話して，聞いてもらうこと，そしてほかの方の話を聴いて考えることがとても有効だということを体験から学ぶことができました。

☞ その通りです。思考の外化は1人でもできますが，そこに協同を理解した仲間がいると学びは一挙に深まります。

7. 存在意義

(1) ほかの講習生の方と会話を繰り返すことで，自分自身の存在意義を感じたり，新しい事を学んだり，人とかかわることによってしか得られない満足感をとても感じました。何より，楽しさを会話のなかで感じることができたの

で，これを自分だけにとどめず，周りの人に伝えたいと心から思います。
☞ グループ活動で自分の存在意義を感じられるようになれば本物です。本当の学びは楽しいものであり，満足感を得るものです。そんな学びを知らずに，勉強嫌いになっている子どもたちを1人でも助けられたらと思います。

8. 特別支援教育への応用
(1) 特別支援学級（自閉症・情緒）の担任をしているので，少人数での協同学習が可能なのか，言葉でうまく説明できない生徒に対しても行うことができるのか，自分なりに実践してみようと思いました。
☞ 特別支援教育への広がり，徐々に拡大しています。今後の展開を大いに期待しています。

9. 仲間づくり
(1) 教科でも日常でも，やはり仲間づくりは大切なことだと改めて感じました。相手やいろんなことを，知る，よく見る，きく，つながる，とても大切で，それがあるから学習を深めていける，力をつけていけるのだと思います。さまざまな面のあり方も見つめ直していこうと思いました。

(2) 協同学習のやり方を知らないまま，子どもたちにグループ活動をさせていたので，今回，手順がよくわかりました。席の配置から傾聴の姿勢，さらにミラーリングで，このグループに受け入れられているという雰囲気を肌で感じました。心地よい感じでした。

10. 学習の型
(1) 基本技法はとてもわかりやすく，すぐにでも子どもたちの指導に活かしていきたいと思う反面，型にはめすぎるのではないかという不安もあります。
☞ 子どもを型にはめることは，必ずしも悪いことではありません。子どもの現状を正しく把握し，その子の将来あるべき姿をその子どもと共有し，目的に向かって歩み続けるために必要な型であると子どもも認めるものであれば，子どもは嬉々として，その型を楽しめることでしょう。
☞ ところが，教師が自分の学級経営や学習指導をそつなくおこなうために，子どもの同意も得ずに教師の型を強制すれば，子どもが反発するのは当然です。その先生が怖くて反発できなければ，その反発が弱い者に向かい，いじめの温床となり，学級は荒れてきます。
☞ 学びにおける型のもつ意味を，子どもの視点から十分に吟味し，その子どもの変化成長にとって必要な型であるか否かを問う必要があります。

(2) 自分の今までの実践を振り返るとともに，反省する1日となりました。今，私が働いている学校は，荒れている学校と言われています。まずは人の話を静かに聞いたり，45分間椅子に座っていることを大切にしたりと，学習規律を整えることにばかり重点を置いていると思います。そこで，あまり協同して学習するということが，授業研などのときにしか力を入れられてなかったと反省しました。
☞ 学ぶ喜びを体験した生徒は荒れません。協同を基盤とした日々の授業づくりこそ，学校改革のポイントです。活動性の高い授業で学ぶ喜びを知った生徒は，学びを好み，仲間を大切にし，学校を愛するようになります。結果として，自分が大好きな学校の名を汚す行為が激減します。

11. 変化成長
(1) 「変化成長した自分」という言葉を聞いて，教員採用の二次試験練習を思い出しました。「あなたの強みは何ですか？」と言われて，「今の自分は完璧ではないけれど，努力したり学んだりして，今の自分をよりよく変えていく思いを強くもっています。現在の自分に自信をもつことは苦手だけど，成長していくことに自信をもって社会に出ます」と答えたので，初心を思い出したいです。
☞ 私の言葉で表現すれば，変化成長に強く志向した人となります。

(2) 協同学習について，今まで詳しく学んできていなかったので，今日の話や活動は，とても新鮮でワクワクしました。グループで活動したり話し合ったりしていくことの大切さは感じていたものの，うまくいかないなあという思いがあったのは，自分自身がよく学んでいなかったためなのだということを，改めて思いました。今日の自分の一番の変化は，協同学習について，もっと学んでみたいと思う気持ちがもてたことです。

☞ 指導者としてとても嬉しいコメントです。一緒に学びましょう。

12. 協同学習は古い？

(1) 認知の側面で一番自分が変わったと思う点は，この講習を受ける前に，同僚から協同学習は少し前の話ということを言われて，何も知らずに答えられなかったが，この講習を受けて，協同学習は少し前どころか今回の指導要領でも重要になっている主体的・対話的で深い学びそのもの，しかも，今までのいろいろな改訂でも大事な部分の基盤になっているものだとわかったことである。

☞ 日本の教育は経験主義と系統主義の相克の歴史と捉えることができます。戦後だけを考えても1950年代から60年代にかけて経験主義が喧伝されていました。その後，経験主義の成果が疑問視され「這い回る経験主義」と揶揄されました。経験主義に対する反動から1980年代以降は系統主義が息を吹き返していたといえます。ところが1990年代の後半になると，系統主義による教育の行き詰まりが指摘されるようになり，経験主義への回帰がまた始まってきたのが2000年代になってからです。その後，中教審が2012年に出した「質的転換答申」と2014年に出した「高大接続答申」がきっかけとなり，経験主義がアクティブラーニングという呼称のもと，協同学習を推奨している私たちでさえ驚くような，大きな流れになっていることは，皆さんもご存じの通りです。

☞ 協同学習の歴史は古く，その原型は100年以上前の大正時代にも見受けられます。現在の協同学習の基盤は日本でも世界でも1950年代から60年代に培われています。したがって「いま」から見れば確かに「古い」と見られることもあるでしょう。でも「新しいもの」がよくて「古いもの」はよくないという日本人の陥りやすい考え方には注意が必要です。本物に新しいも古いもありません。

以上

資料 6-2　授業通信（2号）

めんきょ更新講習

編集者：安永　悟　　2018年8月3日　授業通信　第2号

2日目 8/2（木）の内容

　講習2日目の内容は，午前が協同学習の基本理論と基本要素，午後がLTD話し合い学習法でした。

　まず，協同学習の基本的な定義から始めました。協同学習の最も簡単な定義は「小グループの教育的使用」です。単なるグループ学習とは異なります。協同学習には「協同の精神」の考え方が背後にあり，ジョンソンやケーガンのいう協同学習の基本要素が前提としてあります。ジョンソンの基本要素を学ぶ際，協同学習で最もポピュラーな技法であるジグソー学習法を体験しました。ジグソーは大変よく構成された技法で，ジグソーを用いることで自然と協同学習の基本要素が満たされる構造になっています。

　次に本講習で特に重視しているLTD話し合い学習法を学びました。ここでもジグソー学習法を活用して，LTDの基本的な考え方と具体的な方法が凝縮されたLTD過程プランを学びました。そのうえで，LTDをより深く理解するために，課題文「大きな力を出す」を用いて分割型LTDの一端を体験しました。

　これまでの講習を通して協同学習のよい面や難しい面を十分に味わえたのではないかと思います。同時に，協同学習を体験するなかで，基本的な信頼関係に基づく良好な人間関係や支持的風土が培われてきたことを，多くの参加者が実感しているということを，まず確認したいと思います。ただし，望ましい人間関係や風土の醸成が第一目的ではありません。本講習の最終目的は，協同を基盤とした教育実践力の育成です。この目的を達成するために講習内容を体系的に構成し，内容に相応しい課題を準備しました。そのうえで協同学習の理論と技法を駆使して，仲間と協力しながら解決するというプロセスを丁寧に踏んできました。その結果として，良好な人間関係ができたことも確認してください。

　　　キーワード：協同の精神，基本要素，LTD，分割型LTD，ジグソー学習法

（注）本「授業通信」の内容は，2018年8月1日から3日までの3日間に行った「教員免許更新講習」で実際に発行した「授業通信」を一部編集したものです。第2号ですので，2日目の振り返りとなります。2日目の講習内容も本書の紙上研修会と基本的には同じ内容で実施しました。なお，本紙上研修会と異なり，グループ再編を2日目におこないましたので，グループ編成に関連する事項が掲載されています。

1. 協同の学習観

(1)　今日の講義で一番心に残ったことは「仲間と一緒に勉強するために，1人での勉強が大事」だということです。実際の授業で活用するときには，このことの大切さについて，身をもって体験したことを踏まえて話をしたいと思います。明日も，仲間と共に頑張るために，個の努力を惜しまず頑張ります。

☞　教育パラダイムが変われば学習観も当然変わります。協同の学習観をまさに体験的に理解されました。

☞　素晴らしいことは，体得された協同の学習観をすぐさま生徒たちに伝えようとされている点です。そして，常に生徒のことを思い，教育の質を高めるために講習内容を活用しようとされている点です。今回の講習に参加された多くの先生方に共通する傾向だと考えています。

2. 協同学習の意義

(1)　LTDの授業を実際に受けてみて「主張をまとめよう」という1つの目的に向けて，みんなが考えたことを話し合うのは，読解にすごく効果があると感じました。1人の時には，本当にこれで大丈夫だろうかと不安もありますが，4人集まると，なんとか答えが導き出せそうだと感じ，仲間とやるっていいなと楽しさも感じることができたように思います。中学生

の子どもたちに置き換えた時には，1人で考えることをあきらめない（白紙にさせない）手立てと，必ず発言することを徹底することが大切で，それを見る教師の視線（視点）が重要だと感じました。
☞ 理解された協同学習の意義をこれからの授業に活用していただくことこそ，協同による教育実践力の向上の鍵です。

(2) 前日の講習を受講し，帰宅後，学習したことをノートにまとめてみました。そこで，自分の力，言葉でまとめるには，困った分野がありました。早速，本日，朝グループで質問をさせていただき，すっきりすることができました（子どもたちにもできるか，まずは自分が試してみました）。
☞ この前向きな姿勢と実践力，本当に素晴らしいと思います。

3. 肯定的相互依存
(1) 肯定的相互依存が，今回の協同学習やLTDのすべてにおいて，最も重要になる考えだと思いました。この要素がなければ，すべて成り立たないと思います。そして，この肯定的相互依存は，協同学習のみならず，学校生活のすべての場面（部活動，休み時間，委員会活動など）においても重要なものですし，私たち人が社会で生活していくなかでも，なくてはならない要素だなと感じました。
☞ 「協同」は人間社会の基盤です。アフリカに生まれたヒトが地球のいたるところに住みつき，これほど高度な文明を築けたのは，間違いなくヒトとヒトとの連携と協力の賜です。その「協同」を教育や学習場面に活用したのが協同学習です。
☞ 協同の精神を培い，学習活動に活かすためには，授業時間内だけを意識していては難しいものがあります。授業時間外の活動，地域や家庭での活動においても常に協同の精神を心がける必要があります。

4. 個人の2つの責任
(1) 私は今まで授業のなかで何も意識せず「自分だけわかっても意味がない。みんなでできるようになろう」と話をしていましたが，それを裏付けるようなことを理論的に説明してくださったので，私の意識も変わり，自信をもって確信をもって子どもたちに伝えて，協同学習ができるようにしていきたいと思います。
☞ 経験を理論で裏打ちできれば，これ以上確かなことはありません。

(2) 初日に比べ，自分の今日の学びは，ここに参加した全員の学びであり，ほかのメンバーの学びにかかわれる喜びも，より実感できました。
☞ 学びの場において自他の変化成長に寄り添えています。素晴らしい変化だと思います。基本要素「個人の2つの責任」に通じる感情です。

5. 支持的・協同的風土
(1) 新しいグループに入っても，すんなりと話がスタートでき，はずかしさなどがなくなってきていたことにびっくりしました。
☞ 仲間として同じ講習に参加し，協同の精神を基盤として全員が真剣に取り組んでいる結果です。協同の精神という同一の尺度で結ばれているという安心感や信頼感を参加者全員で共有できているので，初めて交流する仲間でも安心して接することができます。ここまで，この講習会が学びのコミュニティとして成熟したといえます。

(2) 今日は，また，新たな出会いがあった。この短期間内で，こんなに知り合いになる人が増える，素敵なことだと感じた。
☞ 協同の精神を理解できた仲間とは1人でも多くつながりたいものですね。

6. 授業通信
(1) 朝，机に配布された授業通信を読んで，同じ講習を受けていても，人それぞれ感じ方が違っておもしろいなと思いました。
☞ 同じ体験をしても，そこから引き出す意味は1人ひとり異なります。だからこそ，他者と交流することに意味があると同時に楽しさを感じることができます。

7. LTDの感想
(1) LTD学習法については，予習の大切さ，必要性を強く感じました。今までは生徒に「復習を中心に家庭学習を」と指導していましたが，自分も発想を転換していかねばならないと思いました。
☞ 最近，反転授業がはやっています。反転授

業は事前の予習が前提です。授業中は事前の予習に基づく生徒の活動が中心です。復習は生徒に任されており，任意です。反転授業の発想に立てば，予習が極めて大切になります。
☞ 実は，LTDは反転授業の元祖と考えています。

(2) LTDに関して，最初は正直なところ，このような細かなstepが果たして必要なのかな？と感じましたが，その過程や意義を学んでいくと，普通に学ぶよりも，より深い理解と認識，それに加え探究心が芽生えることをすごく感じました。
☞ LTDの本質を直感的につかみ取れたようですね。その直感を信じて，授業づくりに活かしてみませんか。

(3) LTDの過程プランは，私も同様のことをおこなっていますが，グループ学習に活用すると，より深く生徒に考えさせることができると思いました。
☞ 実は，現場で活躍している先生方の効果的な教育実践には，協同学習の理論や技法と通じる側面が多々含まれています。したがって，自分の実践を理論的に解釈すること，確認することが可能となります。

(4) 私は国語が嫌いなのですが，その嫌いな国語でも，「自分で頑張って考えよう」とか「なるほど！」と意欲的に取り組むことができました。
☞ LTDの効果を実感できました。LTDを通して国語が好きになれば，これほど嬉しいことはありません。

(5) step 6の自己との関連づけでは，各先生方の体験談にみんなで納得したり微笑みあったりと，非常に楽しくミーティングに参加することができました。
☞ LTDミーティングで最も盛り上がるのがステップ5と6の関連づけです。LTDミーティングを楽しめるようになると，次のミーティングに備えた予習を，さらに頑張りたくなります。

8. LTDに関する質問

(1) LTD過程プランは8つありますが，1つの単元で行う場合，その通りにはいかないこともあると思います。2つのステップを1つにまとめておこなってもよいのか，また省くステップもあってよいのか…教えてください。
☞ LTDのアレンジの問題です。LTDの活用法は多様です。短縮型LTDや分割型LTDなど，標準型LTDをアレンジした方法があります。自分の授業にあわせてLTDを積極的にアレンジして活用してください。
☞ どの程度までアレンジが許されるのかという質問を受けたことがあります。現時点では，協同学習の理論と基本的な技法を理解し，そのうえでLTDを実践的に理解した先生が，LTD過程プラン8ステップを意識しながら，授業づくりをおこなった場合，LTDのアレンジと捉えて問題はないと考えています。
☞ グループ活動のない一方向的な授業をおこなう際も，教師がLTDのステップを踏んで授業を計画し，実践することもできます。思いつきで流す授業とは比べものにならないほどの効果があります。

(2) 主張を捉える学びのなかで，筆者の主張と明らかに大きくズレたものがグループの話し合いのなかで出てきた場合，修正はどのようにしていくのか，修正すべきではないのかなという疑問が湧きました。
☞ 話し合いの途中で教師が介入することはしません。班のなかで，折り合いをつけてまとめます。全体交流のなかで，明らかにずれているものはほかの班から指摘を受けます。これまでの経験では，大きくずれている班があるのは稀です。大抵，班のなかでずれが解消されます。

9. 概念定義

(1) 同じ言葉でも，人によって捉え方が違うので，言葉を正しく理解することが大事だと感じました。
☞ 概念定義の重要性を指摘しました。私たちはコミュニケーションの手段として主に言葉を使っています。お互いが1つの言葉に対して同じ意味を与えているので意思疎通ができます。言葉の意味を明確に規定したものが概念定義です。この明確に定義された概念に基づき，誤解が起こらないように筋道を立てた考え方が論理的な思考です。
☞ LTDのステップ2「言葉の理解」は一見，地味な活動に見えますが，LTD全体の質を左右するほど大きな効果をもっています。ステッ

プ 2 で多くの言葉の意味を丁寧に調べている参加者やグループほど，課題文を深く理解し，討論を楽しめることがわかっています。

10. 指導上の深い悩み

(1) 基本的生活習慣は不完全，目的もない，ただ「この学校なら行ける」という具合で入学してきた生徒にどう「学びの喜び」を教えられるのか…未だに？？です。

☞ 大きな悩みです。ぜひとも参加者の皆さんと意見交換し，解決の糸口が得られることを期待しています。

☞ その際，今回学んでいる協同学習の観点から，ぜひとも検討してください。考え方の基盤が変わると，問題の見え方が変わり，解決の手がかりを得られることもあります。

(2) 会話が極端に苦手な子も，1分間の発言を待つのか…指導困難な生徒と極端にコミュニケーションが苦手な生徒への対処方法を助言いただきたい。

☞ 要支援児の実践例でも触れましたが，見通しと課題明示が解決の決め手だと考えています。そこに，生徒は秘めた力をもっており，必ず変化成長できるという教師の信念が，スパイスのごとく必要になります。

11. 変化成長

(1) この2日間で，グループ内で自分のことを語るということを何度も経験したので，話すことが苦手で苦痛に思う私が，最後の発表者で隣のグループに行って，グループの一押しを話すということを楽しんで行うことができた。話すことについて，自信がもてたと思う。

(2) 午前中，午後と，とても気分もよく，楽しい講習でした。確かに難しいと思った内容もありましたが，それは「無理」とか思ったのではなく，「もっと知りたい」「もっと学びたい」「もっと実践したい」ということに変わっていきました。

(3) 講習1日目でわからなかったことなど，本日2日目午前中の学習のなかで「わかった」という感覚を得ることができた。ただ，1人では「わかった」という感覚にならなかったと思う。一緒に学習できるグループがあったからこその成果であると考える。

(4) 初めのグループで午前中過ごせて，お互いに笑顔で安心して会えたこと，この研修ルームも，1つのクラスメートの教室みたいな感覚でいる自分に気づきました。

(5) 今日は2グループでの活動を経験したが，"傾聴"の姿勢をとって相互理解することで，知らない間にグループが，とても居心地のよい場所になっていたことが驚いた。協同の精神に基づいて，支持的風土・協同的風土のある子どもたちの育成をめざしているが，こんなに学習する楽しさがあるのであれば，もっともっと子どもたちにそのよさを伝えたいし，感じさせていきたいと思う。

以上

資料7-1　LTD解説資料

入門・LTD話し合い学習法

安永　悟
(久留米大学・文学部)

キーワード：LTD，読解，過程プラン，関連づけ，論理的言語技術，活用力

　LTD(Learning Through Discussion：話し合い学習法)とは，課題文(テキスト教材)を読解する理想的な学習法であり，対話法です。LTD過程プランにそって課題文を学ぶことにより，課題文の理解が深まり，活用力が高まります。
　LTDの最終目的は，学生に学ぶ喜びを再発見させ，「真なる学びの探究」に参画できる力の育成にあります。

1. LTDの基本事項

(1) **課題文**　専門的な論文，説明文や物語文，エッセイやコラムや社説など，あらゆる領域のあらゆる種類のテキストが課題文として使えます。

(2) **対象者**　LTDはもともと大学生を対象に開発された方法です。しかし，工夫次第では児童・生徒を対象とした指導においても使えます。実際，LTDの本質を損なわない工夫により(分割型LTD)，小学校高学年でも実践可能であり，成果をあげています。

(3) **LTDの構成と過程プラン**　LTDは，個人による予習(個人思考)と，小グループによるミーティング(集団思考)によって構成されています。両者とも同じ構造からなる過程プランにそっておこないます。過程プランにはLTDの基本的な手続きが凝縮されています。

(4) **LTDの効果**　LTDの実践を通して，認知と態度と技能が同時に獲得されます。
　①認知：学習成績が伸びます。課題文に書かれている情報の「取り出し・解釈」だけでなく，情報の「熟考・評価」を含む，深い読解が促進されます(**表**, p.148)。言語活動の重要性が強調され「確かな学力」の育成が課題となっている教育現場において，LTDが期待されている大きな理由の1つといえます。
　②態度：仲間と協力して活動することの意味と大切さ，すなわち協同の精神や価値を体得できます。その結果，学習・仲間・学校などについての捉え方が変化し，学びに対する動機づけが向上します。良好な人間関係も醸成されます。
　③技能：認知や態度の変化を支える基本的なスキルを獲得できます。主なものとして，協同の技能(対人関係スキル)，学習スキル，読解スキル，対話スキル，問題解決スキルなどをあげることができます。

2. 過程プランの説明

　以下，予習とミーティングでの活動規範となるLTD過程プラン8ステップ(**表**)の概要を，ミーティングを中心に，予習にも言及しながら説明します。なお，ミーティングではステップごとに割り振られた制限時間も守ります。

ステップ1：雰囲気づくり：導入

①目的：参加メンバーの意識を切り替え，学び合える場面づくりをおこないます。そのために，仲間の状態を知り，必要に応じて適切な配慮や対応ができるようになることも目的となります。

資料

表 LTD過程プラン(ミーティング)およびその特徴

段階	ステップ	配分時間	学習と思考の型	PISA型読解力の過程
準備	step 1 雰囲気づくり	3分		
理解	step 2 言葉の理解	3分	低次の学習	情報の
	step 3 主張の理解	6分	収束的思考	取り出し・解釈
	step 4 話題の理解	12分		
関連づけ	step 5 知識との関連づけ	15分		
	step 6 自己との関連づけ	12分	高次の学習	情報の
評価	step 7 課題文の評価	3分	拡散的思考	熟考・評価
	step 8 振り返り	6分		

(合計60分)

②方法：メンバーは互いに挨拶をかわし，いまの気分や体調・予習の程度・ミーティングに対する意気込みなどを率直に述べます。

　予習不足のメンバーは，この段階で予習不足を伝えます。ただし，予習不足でもミーティングには積極的に参加し，学び合いへの貢献を常に心がけます。予習ができていなくても，仲間の話を傾聴し，疑問点を問うことも立派な貢献となります。予習不足を口実に消極的な態度を取ってはいけません。

ステップ2：言葉の理解：定義と説明
①目的：課題文で使われている単語の意味を理解します。言葉の意味や概念定義に敏感になることが目的です。
②方法：課題文を予習する際，意味のわからなかった単語や，気になった言葉を辞書や辞典で調べて予習ノートにまとめます。英語の単語帳づくりをイメージしてノートをつくるのも1つの方法です。ステップ2の予習ノートが充実しているほど，ミーティング全体の質が高まる傾向にあります。

　ミーティングでは，予習ノートを手がかりに，調べた単語を出し合って，単語本来の意味と，課題文で著者が用いている意味を正しく理解します。同じ単語を調べても，辞書によって説明の仕方が微妙に異なります。この説明の微妙な違いやずれを手がかりに話し合って，課題文で使われている単語の意味を的確に理解します。

ステップ3：主張の理解：全体的な主張の討論
①目的：著者の主張を理解します。
②方法：予習で著者の主張を読み取り，自分の言葉で言い換え，予習ノートに，簡潔にまとめます。

　ミーティングでは，予習ノートを手がかりに，著者の主張を自分の言葉で仲間に伝え，仲間がまとめた内容と比較し，より深い理解を求めて話し合います。
③注意：自分の言葉で著者の主張をまとめることは，自分の意見を述べることではありません。LTDではステップ6まで，個人の意見や，課題文に対する感想や批判，評価を述べてはいけません。

　著者が本当に伝えたかった主張を「ありのままに」受容する，という態度が大切です。著者の主張が社会的常識からかけ離れていても，反社会的内容であっても，自分の主義主張と異なっても，嫌悪感を抱いたり，批判したりすることなく，あくまでも著者の主張を理解し，受容することがステップ3の目的です。

ステップ4：話題の理解：話題の選定と討論
①目的：著者の主張を支持する話題(理由や根拠)を理解します。
②方法：課題文に含まれている話題を探し，話題ごとに著者が伝えたかった内容を，ステップ3と同様，自分の言葉で予習ノートに簡潔にまとめます。予習では，すべての話題をまとめるのが理想です。しかし，話題が多ければ，著者の主張をより明確に支持する重要な話題に絞ってまとめておくこともよいでしょう。

　ミーティングでは，まず，時間内に話し合う話題を選びます。ステップ4の時間は12分です。話し合う話題は2つか3つが適切です。あらかじめ話し合う話題の順番と大まかな時間を決めます。話題によって話し合う時間を変えて

も構いません。ただし，最初に選んだ話題を最初に予定した時間だけ必ず話し合うという姿勢が大切です。
③注意：話し合いの方法はステップ3と同じです。ここでも，書かれている内容を正確に理解することが目的であり，個人的な意見や感想，批判や評価は述べません。

ステップ5：知識との関連づけ：活用力の向上
①目的：ステップ4までに学んだ課題文の内容を既有知識と関連づけます。関連づけにより，課題文の理解を深め，日常生活への活用力を高めます。
②方法：予習では，ステップ4までに学んだ課題文の内容と，自分が知っていることをつなぎ，両者がどのようにつながっているのか，予習ノートにまとめます。両者が似ている点や違っている点，課題文を理解して明確になったことや，逆に曖昧になったことなどを自由にまとめます。例を出して説明することも関連づけになります。一見しただけでは関係しそうにもない知識や事柄と課題文とをつなぐことが理解を深めます。
　ミーティングでは，各自の関連づけを紹介し，関連づけの適切さや妥当性を話し合います。また，仲間の関連づけを聴き，理解が深まったことや，かえって曖昧になったことなどを出し合います。予習ノートに書いていなくても，話し合いの途中で新たに気づいた関連づけを紹介することも構いません。

ステップ6：自己との関連づけ：学習意欲の向上
①目的：ステップ4までに学んだ課題文の内容を自分自身と関連づけます。自己と関連づけることにより課題文を学ぶ意味や価値が明確になり，学ぶ意欲が高まります。
②方法：関連づけの方法はステップ5と同じです。違うのは関連づける対象が自分自身に変わるだけです。
　予習では，ステップ4までに学んだ課題文の内容と自分自身をつなぎ，関連づけます。課題文を学ぶなかで，自分自身について思い出したり考えたこと，自分のなかで起こった変化などをノートにまとめます。たとえば，課題文を手がかりに，過去と現在の自分の生活態度や行動，考え方などを振り返り，感じたこと，思ったこと，反省したことなどをまとめます。また，将来の自分について考えたことや，新たに決心したことなどをまとめても構いません。
　ミーティングでは，予習ノートやステップ5までの話し合いを手がかりに，自分自身と関連づけた内容を出し合います。そして仲間による関連づけを聴き，感じたことを率直に語り，互いの関連づけを共有します。

ステップ7：課題文の評価：建設的評価
①目的：課題文を批判的かつ建設的に評価します。
②方法：予習では，課題文の主張や書き方なども含め，課題文のよい点と悪い点をノートにまとめます。そのうえで，課題文をよりよくするための提案を考えます。自分が著者だったらどのように書き換えるか，という視点に立って考えます。
　ミーティングでは，各自の評価を出し合って，課題文をよりよいものにするという視点で話し合います。ステップ7の配分時間は3分と短いので，ミーティングで取り上げる評価内容はあらかじめ厳選し，本質的で的確な評価を心がけます。
③注意：ステップ6までは課題文に対する評価を厳しく禁じています。ステップ7で初めて課題文に対する評価が許されます。

ステップ8：振り返り
①目的：望ましい学習集団をつくるために，ミーティングを振り返り，改善が必要と思われる点を話し合います。
②方法：ミーティング中，自分や仲間の気になった発言や行為をチェックしておきます。チェックの対象は悪い行為ばかりでなく，よい行為も含めます。そしてステップ8になったら，チェックした内容を出し合います。詳しい説明は不要です。チェックした内容を伝えれば，多くの場合，互いに理解できます。共通理解が得られない場合のみ，話し合います。あくまでも望ましい学習集団をつくるための評価であり，個人を攻撃するためではありません。真摯な気持ちで話し合うことが大切です。

3. 参考文献

安永悟・須藤文(2014)LTD話し合い学習法．ナカニシヤ出版．
安永悟（2012）活動性を高める授業づくり．医学書院．
安永悟（2006）実践・LTD話し合い学習法．ナカニシヤ出版．

資料 8-1　LTD 課題文

大きな力を出す
　　　　　　　　　　　　　　　　　西嶋尚彦

① わたしたちは，ふだん，特に考えることもせずに呼吸をしています。でも，考えて呼吸をすると，もっと体の力を引き出すことができます。

② 体のどこかを思い切り動かしてみましょう。うでをふる，足でける，おす，ジャンプするなどです。このとき，「えいっ。」「はっ。」「うっ。」などと声を出した人はいませんか。それは，とてもしぜんなことです。テニスややり投げなどのスポーツでも，ボールを打つときややりを投げるときに，選手が大声でさけぶことがあります。

③ わたしたちの筋肉は，息をはくときに，いちばん大きな力を出すことができます。息をすおうとしているときや，息をすっているとちゅうには，強い力は出せません。息を全部はき終わったときも，強い力は出せません。声を出すのは，それによってしぜんと息をはくことになるからです。スポーツ選手は，そのことをよく知っているので，大きな力が出せるようにさけんでいるのです。

④ 何人かで力を合わせるときにも，息のしかたを考えることは大切です。ためしに，しずかに，だまってつな引きをしてみてください。次に，「せいの。」や「そうれ。」と，かけ声をかけながらしてみましょう。かけ声をかけたほうが力が出ることに気づくはずです。いっしょに声を出すことで，息をはくタイミングが合い，全員が同時に，いちばん強い力が出せるのです。

⑤ このように，一人で力を出すときも，人と力を合わせるときも，呼吸を意識することで，筋肉は，より大きな力を出すことができます。呼吸と筋肉は，深い関係があるのです。

出典「小学校国語　四上　かがやき」光村図書，36-37.

資料 8-1 「LTD 課題文」は表に課題文，裏に予習ノートがくるように A4 版用紙 1 枚に両面印刷しています。これは課題文を見ながらの抜き書きをできないようにする工夫です。自分の言葉でまとめる練習を意図しています。

資料 8-1　つづき

準備ノート「大きな力を出す」

氏名（　　　　　　　　）

準備 ステップ１：読む（3色ボールペン）

準備 ステップ２：単語（気になる単語の意味を調べる）

準備 ステップ３：著者の主張（自分の言葉で表現する）

準備 ステップ４：話題（著者の主張の根拠を自分の言葉で述べる）

　②

　③

　④

準備 ステップ５：知識との関連づけ（自分の知っていること，過去の体験）

準備 ステップ６：自己との関連づけ（自分の生活への活用，自己の振り返りと変化期待）

準備 ステップ７：評価（教材をよりよくするための建設的評価）

準備 ステップ８：リハーサル（予習ノートを手がかりとした予行練習）

索引

数字・欧文

3色ボールペンを活用した読書法　105

Learning Through Discussion（LTD）　92, 147
　―― で学ぶ応用段階　6
　―― の基本事項　147
　―― の効果　147
　―― の最終目的　147
　―― の適用範囲　93
　―― の目的　93
　―― 標準型　104
　―― 分割型　104
　―― を支える理論　94
　―― を学ぶ基礎段階　6
LTD 過程プラン　94
LTD コアパッケージ　116
LTD 授業モデル　6, 115
　―― による論理的な言語技術の育成を目標とした実践例　117

PDCA サイクル　42
Problem Based Learning（PBL）　119
　―― の基本的な流れ　120

Social Skills Training（SST）　56
　―― の基本的な学習過程　56
　―― の基本的な考え方　56

和文

あ・い
挨拶の重要性　3
アイスブレイク　15
アカデミック＝ライティングの構成　108
アクティブラーニング　32, 44, 117
　―― の定義　44
アクティブリスニング　22
異質性の高いグループ　12

か
科学的探究　40, 41
拡散的学習　94
学習観　50
学習指導　55
学生指導　55
確認タイム　24, 35
課題文の評価　149
課題明示　9, 31
活動の切り替え　18
過程プラン　147
環境整備　14
感情評価　74
関連づけ　34

き
机間巡視　113
　―― の方法　15, 19, 47, 69, 74, 85, 86, 89, 113, 125
技能　54
教育の方法　44
教育目的　44
教師の関与　113
教授学習ユニット　87
教卓　15
協調　53
共同　53
協働　53
協同　53, 58
　―― に対する認識　59
　―― の意義　61
　―― の学習観　50
　―― の精神　41, 58
協同学習　44
　―― の基礎基本　48
　―― の基本構造　9, 31, 87
　―― の基本要素　136
　―― の効果　54
　―― の定義　51
協同実践(力)　42, 120

く
グループ
　―― 改善手続き　136
　―― 再編の時期　12
　―― 編成　11

け
傾聴　22
ケーガンの基本要素　70
欠席　80
研修の目的　5, 38, 82
現場で活躍できる人　38

こ
高次の学習　94
肯定的相互依存　136
個人思考　31
個人の2つの責任　136
個人の振り返り　73
言葉の理解　148
懇親会　76

さ
座席配置　14
参加者観察　18
参加者数　4

し
時間延長　70
時間厳守　3
時間測定　17
時間配分　25
ジグソー学習法　65, 96
自己効力感　23, 72
自己紹介　15
　―― の実践　17
　―― の方法　15
自己との関連づけ　100, 149
支持的風土　60
質問の3秒ルール　30
質問への対応　48
指名の仕方　18

索引

社会的スキル　56
　――　訓練　56
　――　の促進　136
社会認知的葛藤　13
収束的学習　94
集団思考　32
授業科目　13
授業記録紙　73
　――　の質問項目　74
　――　の提出方法　76
　――　の目的　73
授業通信　74, 78, 139, 143
　――　の目的　84
授業評価　74
主張の理解　148
ジョンソンの基本要素　64, 136
シンク＝ペア＝シェア　33

せ
積極的相互交流　136
全体交流　32, 73
全体発表の留意点　111
専門家グループ　65, 67, 97

そ
総合的な探究の時間の目標　43
相互貢献　61
相互承認　61

た
体験との関連づけ　100
態度　52, 54
タイムマネジメント　20
対話中心授業　87

単元見通し　9

ち・つ
遅刻　80
知識との関連づけ　99, 149
常に変化成長できる人　39

て
手挙げ　19, 81
　――　の効果　20
低次の学習　94

と
導入　147
特派員　88
　――　の一般的な手続き　90
トヨタの「カイゼン」　42

な行
仲間づくり　15
認知　52, 54
認知と態度と技能の同時学習　55
認知と態度の同時学習　52
ねがい　5

は・ひ
配慮　36
発表への対応　109
話し合い学習法　147
話し合いの基本　22
標準型LTD　104

ふ
振り返り　136, 149

ブルーム　94
雰囲気づくり　36, 147
分割型LTD　104
　――　の概念図　104
ホームグループ　65, 98

ま
学びの場づくり　10
学びの見通し　9

み
ミーティング　95
ミーティング用の過程プラン　95
ミラーリング　27, 48, 109
　――　の応用　29
　――　の効果　28

め・も
めあて　5
メタ認知　81
問題基盤型学習　119

よ
予習用の過程プラン　95

ら行
ラウンドロビン　33
理解と記憶の基礎モデル　34
論理的な文章　108

わ
話題の理解　148